SingLiesel

MIX
Papier aus verantwortungsvollen Quellen
FSC® C014138
FSC
www.fsc.org

Druck: FINIDR, s.r.o.
Printed in Czech Republic
Umschlag: SingLiesel GmbH, Karlsruhe
Satz: Martin Janz, Freiburg i.Br.

Bildnachweise: shutterstock.com

ISBN 978-3-948106-90-4

info@singliesel.de, www.singliesel.de

Petra Bartoli y Eckert

HEITERE ANEKDOTEN

SingLiesel

INHALT

LIEBE LESERINNEN UND LESER!

Erinnerungen sind wie eine kleine Schatztruhe ...

Während der Entstehung der Geschichten „Heitere Anekdoten" habe ich mit vielen Seniorinnen und Senioren gesprochen. Einige von ihnen haben den Inhalt ihrer Schatztruhe mit mir geteilt. So wurde ich für so manche Geschichte inspiriert, konnte mir Gegebenheiten, die noch vor meiner Geburt passierten, besser vorstellen und ausmalen. Ich wurde also in so manchen Gesprächen von vielen lieben Menschen mit ihren Erinnerungen reich beschenkt. Danke dafür!

Mit Ihnen möchte ich dieses Geschenk jetzt teilen. Ich hoffe, Sie erleben beim Lesen, Vorlesen oder Zuhören Momente, in denen Sie schmunzeln und andere zum Schmunzeln bringen. Mit den Geschichten wünsche ich Ihnen genauso viel Freude, wie ich sie beim Recherchieren, Erfinden und Schreiben hatte.

Herzliche Grüße
Petra Bartoli y Eckert

AUF DEM JAHRMARKT

„Wann gehen wir los?“, quengelte Edeltraud. Sie trat von einem Bein auf das andere und konnte keine Sekunde stillhalten.

„Hier hast du noch Marktgeld. Davon kannst du dir ein Eis kaufen“, sagte Großvater und hielt seiner Enkeltochter zehn Pfennige hin. Das war viel Geld. Edeltraud hörte auf zu jammern und hing ihren Gedanken nach.

Was ich mir davon wohl kaufen werde? Eine Fahrt mit dem Karussell? Oder lieber etwas vom „Süßen Fritz“?, überlegte Edeltraud. Der „Süße Fritz“ hatte eine Bude mit den besten Zuckerstangen weit und breit.

Endlich kamen Vater, Mutter und ihr Bruder Ludwig fertig angezogen zur Tür. Edeltraud riss die Wohnungstür auf und flitzte zur Treppe.

„Ich warte unten auf euch", rief sie und verschaffte sich schon einmal einen Vorsprung. Als die anderen sie vor dem Haus eingeholt hatten, konnte Edeltraud endlich den ersehnten Weg zum Rummelplatz einschlagen.

Man konnte noch nichts sehen, aber die Geräusche des Jahrmarkts waren schon von Weitem zu hören. Eine Drehorgel spielte pfiffige Melodien. Leute lachten. Dosen schepperten an einer Bude beim Umfallen. Edeltraud, die den gesamten Weg vorneweg gegangen war, sah es als Erste.

„Schaut nur, das Karussell mit den Holzpferden! Darauf möchte ich fahren. Mindestens dreimal", krähte sie. Ludwig, der gleich hinter ihr ging, gab seiner Schwester einen leichten Stoß in die Seite.

„Schaffst du es auch, auf der Schiffsschaukel zu schaukeln?", fragte er und grinste hämisch. Im Jahr zuvor war Edeltraud erst sechs Jahre alt gewesen. Und da hatte ihr noch die Kraft gefehlt, die schweren Schaukelschiffe in Bewegung zu setzten. Da musste Ludwig sich zu ihr in die Schaukel stellen und als großer Bruder kräftig Schwung holen. Aber dieses Jahr würde Edeltraud es bestimmt alleine schaffen, hoch in die Luft bis zu den Wolken zu schaukeln.

Edeltraud ließ sich nicht lange necken, sondern beachtete Ludwigs Gerede gar nicht.

Sie waren mittlerweile mitten auf dem Jahrmarktsplatz angekommen. Edeltraud blieb stehen und drehte sich einmal um die eigene Achse. Die vielen Buden. Und die wunderbaren Klänge. Edeltraud sog die Luft ein. Und wie das hier duftete. Nach gebrannten Mandeln. Und nach Bratwurst. Edeltraud schloss die Augen. Sie stellte sich vor, dass es im Himmel wie auf einem großen Jahrmarkt aussehen müsse. Mit freier Fahrt für alle. Ja, bestimmt war das so.

Edeltraud, Vater, Mutter und Ludwig drehten erst gemeinsam eine Runde über den Rummelplatz, um sich alles genau anzusehen. Am Rande des Getümmels standen einige Verkaufsbuden. Mutter kaufte beim „Billigen Jakob" Kernseife und Vater ein Paar Schnürsenkel. Dann schlenderten sie weiter. Als sie an der Bude mit den Dosen standen, wollte Edeltraud unbedingt einmal werfen. Für fünf Pfennig bekam sie drei Bälle. Sie stellte sich ganz nah an den Tresen der Holzbude und griff nach einem Ball. Sie holte weit aus und schleuderte ihn nach vorn.
Bumm. Daneben! Der Ball war an die Rückwand der

Bude gekracht. Die Dosen wackelten dabei kein bisschen. Auch der zweite und dritte Wurf ging daneben.

„Da hast du dein Geld aber schön zum Fenster rausgeschmissen", lachte ihr Bruder Ludwig. Vater strich Edeltraud tröstend über den Kopf.

Dann kamen sie bei der Schiffsschaukel an. Edeltraud gab die letzten Pfennige ihres Großvaters für eine Runde aus. Sie stieg in das Schaukelschiff. Der kräftige Mann, der ihr das Fahrtgeld abgenommen hatte, gab der Schaukel einen Schubs. Edeltraud spannte die Muskeln. Sie versuchte mit aller Kraft, das schwere Holzschiff in Bewegung zu halten. Neben Edeltraud stand Ludwig in einem anderen Schaukelschiff. Er schwang immer höher und höher. Dabei ging er bei jeder Aufwärtsbewegung in die Hocke und stellte sich beim Schwung nach unten wieder auf. Edeltraud versuchte, ihm das nachzumachen. Aber statt mehr Schwung zu bekommen, wurde ihre Schaukel immer langsamer und kam schließlich von alleine zum Stehen. Enttäuscht stieg Edeltraud aus. Nachdem Ludwig seinen rasanten Flug in der Schaukel beendet hatte, stellte er sich schadenfroh grinsend neben seine Schwester.

„Bist eben doch noch zu klein für so was", lachte er. Mutter sah Ludwig streng an. Dann gingen sie weiter. Endlich standen sie vor dem wunderbaren Karussell. Edeltraud bekam beim Anblick der Karussellpferde ein Kribbeln im Bauch. Jetzt wollte sie endlich auf ihre Kosten kommen. Sie griff in ihre Rocktasche. Doch die war leer. Kein einziger Pfennig des Marktgeldes war mehr übrig. Enttäuscht ließ sie ihren Kopf hängen. Ludwig dagegen löste eine Fahrt und stieg auf die runde Plattform. Er schwang sich auf eines der Holzpferde und winkte seiner Schwester zu. Edeltraud funkelte ihren Bruder böse an. Doch noch bevor das Karussell sich überhaupt in Bewegung gesetzt hatte, sah sie, wie Ludwig ganz weiß um die Nase wurde. Schnell stieg er mit zitternden Beinen vom Pferd und stolperte zu seinen Eltern und Edeltraud.

„Mir ist schlecht", murmelte er.

„Da hast du dir wohl beim Schiffsschaukeln den Magen verdorben", meinte Mutter.

„Du solltest das Karussellfahren lieber bleiben lassen", meinte Vater ernst. Edeltraud sah ihre Chance.

„Aber ich könnte doch statt Ludwig die Fahrt fortsetzen", schlug sie vor.

Erst schüttelte Ludwig den Kopf. Doch dabei wurde ihm nur noch mehr übel. Schließlich zuckte er resigniert mit den Schultern und reichte Edeltraud seinen Fahrschein.

„Juhu!", jubelte Edeltraud. Sie lief zum Karussell, schwang sich auf das schönste weiße Holzpferd und winkte zufrieden Vater, Mutter und Bruder zu.

So ein Jahrmarkt war wirklich herrlich!

BEIM FRISEUR

Hilde sah auf den Kalender und seufzte. Es war Freitag. An diesem Tag stand wie immer der Gang zum Friseur an. Der musste schon letzte Woche ausfallen. Und vorletzte Woche auch. Denn der „Salon Elke" hatte zugemacht. Was für eine Schande!

„Immer mehr alte Läden müssen schließen. Und was ist mit uns? Die ältere Generation bleibt auf der Strecke. Wir müssen uns dann mit neumodischem Kram anfreunden", jammerte Hilde. Dabei betrachtete sie sich im Spiegel, der seitlich von der Küchentür neben dem Kalender hing. Mit Frisiercreme hatte sie die Haare die vergangenen Wochen in Schuss gehalten. Aber jetzt führte kein Weg mehr am Friseur vorbei. Nur an wen sich Hilde da wenden könnte, wusste sie beim besten Willen nicht.

Früher war alles anders, dachte Hilde. Sie fuhr sich mit der Hand durch die platten Locken und dachte dabei an ihre Jugend. Damals schon war sie gerne zum Friseur gegangen. Obwohl – eigentlich hieß der nicht Friseur, sondern „Bader Willi". Er war nicht nur für das Schneiden der Haare zuständig. Den älteren Herren verpasste er auch noch gelegentlich eine Nassrasur. Und wenn ein Zahn pochte und zwickte, griff er kurzerhand zu seiner Zange. Denn Zähneziehen gehörte auch zu seinen Aufgaben. Dafür machte er sogar in der Zeitung Werbung. Hilde konnte sich noch gut an das Inserat erinnern:

Bader Willi Richter, Burggasse 3: Zähneziehen, Behandlung von eingewachsenen Nägeln und Hühneraugen, Dauerwelle, Wasserwelle, Haare schneiden und Rasur.

Bei Bader Willi roch es immer ganz eigen. Ein bisschen verbrannt, ein bisschen scharf. Hilde schnupperte. Ihr war, als hätte sie den Geruch noch in der Nase.

Da fiel es ihr wieder ein: Sie genoss es, als Mädchen auf dem hohen Stuhl Platz zu nehmen. Sie fühlte sich immer ein bisschen wie eine Prinzessin, wenn Willi ihr den Friseurumhang umband. Ihr Bruder Werner hingegen hasste es, zum Bader zu gehen. Schon, wenn die Mutter sagte: „Heute gehen wir zu Willi", versteckte er sich hinter der Eckbank. Doch er entkam dem Griff der Mutter nicht.

„Mach keine Faxen. Die Haare müssen ab", sagte sie streng. Und dann war jede Widerrede zwecklos. Doch einmal, daran erinnerte sich Hilde ganz genau, gelang Werner die Flucht. Er saß schon auf dem Stuhl beim Bader. Willi setzte gerade seine Haarschneidemaschine in Gang. Und Werner wusste, dass die wie immer stumpf sein würde. Die Maschine zog und zupfte mehr, als dass sie schnitt. Jeder Haarschnitt zwickte und zwackte. Willi setzte schon die Maschine am Hinterkopf von Werner an. Da machte Hildes Bruder einen Satz. Er flitzte mit wehendem Umhang zur Tür. Mit Gebimmel sprang diese auf, als Werner daran zerrte. Und schon war er aus dem Laden gerannt und hinter der nächsten Ecke verschwunden. Willi, Mutter und Hilde starrten Werner mit offenem Mund nach. Dann setzte sich Mutter in Bewegung und rannte Werner hinterher. Sogar Bader Willi ließ seine Haarschneidemaschine fallen und rannte zur Tür hinaus. Schon nach wenigen Minuten kamen sie wieder. Den weinenden und zappelnden Werner hatte Mutter an der Hand. Und danach hielt sie ihn während der ganzen Haarschneide-Prozedur auf dem Stuhl fest. Bader Willi aber zwinkerte Hildes Bruder verschwörerisch durch den Spiegel an der

Wand zu. Statt zur Maschine griff der Friseur kurzerhand zur Schere. Und so fiel Haarbüschel um Haarbüschel von Werners Kopf lautlos auf den Boden.

„Ach, das waren noch Zeiten", murmelte Hilde. Aber es half nichts. Sie musste heute etwas Neues ausprobieren. An der Ecke hatte vor einem Monat ein Friseur eröffnet. Besonders sympathisch war Hilde der Salon nicht. Im Schaufenster hingen Fotos mit Frauen, die bunte Strähnen in den Haaren hatten. So wollte Hilde auf keinen Fall aussehen. Aber der Salon war nah. Und darum würde Hilde es einfach wagen. Sie ging in den Flur, griff nach ihrer Handtasche und schlüpfte in den Mantel.

Die Türglocke bimmelte, als Hilde den neumodischen Friseursalon betrat. Er war größer, als Hilde von außen vermutet hatte. Riesige Spiegel hingen an den Wänden. Fünf junge Mädchen huschten durch den Raum. Sie hatten keine Kittel an, wie Hilde es von Friseurinnen gewöhnt war. Stattdessen trugen sie Jeans und bunte, knappe Leibchen. Hilde seufzte.

Soll ich mich jetzt einfach auf einen der Stühle setzten?, überlegte sie etwas unentschlossen. Da trat eine der jungen Friseurinnen auf sie zu.

„Kann ich Ihnen helfen?“, fragte die junge Frau freundlich.

Hilde starrte erschrocken auf die Haare der Friseurin. Blau! Die Haare waren blau!

„Ich weiß nicht. Ich glaube ...“, stotterte Hilde.

Zögernd machte sie einen Schritt zurück und wollte gerade wieder gehen. Da lächelte die junge Frau sie an und legte ihr eine Hand auf den Arm.

„Kommen Sie. Dort drüben ist ein Stuhl frei. Jetzt lassen Sie sich mal von mir so richtig verwöhnen.“

Hilde schluckte. Am liebsten hätte sie sich losgerissen und wäre weggelaufen. Genau wie ihr Bruder Werner es damals getan hatte.

„Aber dazu bin ich wohl schon zu alt“, murmelte Hilde leise. Dann folgte sie der Frau mit den blauen Haaren.

Hilde verfolgte jede Bewegung der jungen Frau ganz genau. Nicht, dass die noch dachte, sie könnte ihr auch bunte Haare verpassen. Waschen, schneiden, legen, das war es, was Hilde wollte. Sonst nichts. Aber die junge Frau tat wirklich genau das, was Hilde bestellt hatte. Als sie fertig war, holte sie einen runden Spiegel und zeigte Hilde, wie die Haare hinten aussahen.

„Nicht schlecht“, musste Hilde zugeben.

„Schön, wenn Sie zufrieden sind“, lächelte die junge Frau, „dann freue ich mich schon, wenn sie bald wiederkommen.“

Hilde nickte und stand auf. Ja, sie würde bestimmt wiederkommen. Auch wenn sie sich erst an den neumodischen Friseur gewöhnen musste.

„Die Zeiten ändern sich eben“, murmelte Hilde, als sie zum Bezahlen an den Tresen ging.

„Stimmt“, antwortete die junge Frau immer noch lächelnd.

„Und beim nächsten Mal probieren wir vielleicht dann etwas Farbe aus. Was meinen Sie?“

Hilde blieb entsetzt stehen. Aber dann zuckte sie mit den Schultern. Vielleicht. Warum nicht? Wenn es nicht gerade Blau war!

DER PLATTENSPIELER

Anna sah mürrisch auf die Uhr. Gleich halb zwei. Sie klapperte mit den Tellern lauter als nötig, während sie den Abwasch machte.

„Erst die Arbeit, dann das Vergnügen", hatte ihre Mutter noch gemahnt. Dann hatte sie sich das Kopftuch übergestreift und festgeknotet.

„Ich bin hinter dem Haus beim Unkrautjäten. Vergiss die Gänse nicht."

„Ja, ja", hatte Anna trotzig gemurmelt.

Annas Mutter hatte ständig zu tun. Aber natürlich war das auch gut und notwendig. Mutter hatte wirklich einen grünen Daumen. Der Gemüsegarten brachte unter den Händen der Mutter üppige Ernte ein.

„Ein bisschen Vergnügen könnte sie mir schon lassen", ärgerte sich Anna und warf das Geschirrtuch nachlässig über die Stuhllehne zum Trocknen. Sie war nämlich verabredet. Mit Katharina, ihrer besten Freundin, die zwei Straßen weiter wohnte. Anna konnte es kaum erwarten.

„Du wirst staunen", hatte Katharina Mönkeberg sie neugierig gemacht.

„Wir haben jetzt einen Plattenspieler. Von der Musik, die man damit abspielen kann, kommt jeder ins Träumen."

Aber aus der Verabredung wurde wohl erst einmal nichts. Denn nun stand das Sammeln von Brennnesseln für die Gänse an. Das gehörte auch zu Annas Aufgaben. Seufzend band sie sich die Schürze ab und ging nach draußen.

„Na, mein Kind", lächelte Großmutter, die vor dem Haus auf der Bank saß und Bohnen verlas. Sie legte gerade die letzte Bohne in die Schüssel auf ihrem Schoß.

„Was guckst du denn so missmutig?", fragte Großmutter, die natürlich sofort erkannte, dass etwas nicht stimmte. Anna überlegte.

„Du, Oma ...", begann sie zögernd.

Ihre Großmutter war gutmütig und konnte ihr eigentlich keine Bitte abschlagen. Aber wenn Mutter davon erfuhr, dass Anna ihre Großmutter einspannte, würde es Ärger geben. Anna horchte in sich hinein. Doch alles, was sie hörte, war Katharinas Stimme, die lockte: „Komm um halb zwei vorbei. Dann legen wir ein paar Schallplatten auf."

Anna hatte sich entschieden.

„Oma, kannst du nicht für mich Brennnesseln sammeln?", fragte sie. Dabei sah sie ihre Großmutter mit einem flehenden Blick an.

Großmutter lachte und stellte die Schüssel mit den Bohnen auf die Bank neben sich.

„Hast wohl was anderes vor, du freche Göre?"

Anna nickte und grinste ihre Großmutter an.

„Na, dann lauf. Ich füttere die Gänse. Aber lass dich von Mutter nicht beim Streunen erwischen", gab sie ihr noch mit auf den Weg. Das hörte Anna schon nicht mehr. Schnell wie der Blitz hetzte sie die Straßen entlang, um atemlos vor Katharinas Haus zum Stehen zu kommen.

Stolz präsentierte Annas Freundin ihr das Wunderwerk. Es befand sich ganz oben auf der neuen Musiktruhe, die bei den Mönkebergs im Wohnzimmer stand. Unten gab es ein Fach für die Platten, darüber stand ein Radiogerät. Und ganz oben war er: der niegelnagelneue Plattenspieler. Staunend sah Anna zu, wie Katharina vorsichtig eine Schallplatte aus der Hülle nahm und auf den Plattenteller legte.

„Jetzt kommt es", zwinkerte Katharina verschwörerisch.

Sie schwenkte den Tonarm und setzte die Nadel auf die Platte. Es knisterte und rauschte. Dann erklangen die ersten Töne. Anna klatschte begeistert in die Hände.

Männerstimmen begannen zu singen:

Veronika, der Lenz ist da,
die Mädchen singen tralala.
Die ganze Welt ist wie verhext,
Veronika, der Spargel wächst!
Veronika, die Welt ist grün,
drum lasst uns in die Wälder ziehn.
Sogar der Großpapa sagt zu der Großmama:
„Veronika, der Lenz ist da".

Immer wieder und wieder ließ Katharina die Musik von Neuem anlaufen. Nach dem dritten Mal sangen die beiden Mädchen lauthals mit. Obwohl es schon Spätsommer war, bekamen die beiden beim Trällern wahre Frühlingsgefühle. Beim fünften Mal fingen Katharina und Anna an, zu dem Lied zu tanzen. Hin und her, rechts herum und links herum. Ihnen wurde ganz schwindelig dabei. Annas Wangen glühten. Der Nachmittag verging wie im Flug. Als die Wanduhr in der Guten Stube von Katharinas Familie schlug, erschrak Anna. Vier Uhr! Höchste Zeit, nach Hause zu gehen. Anna verabschiedete sich hastig von ihrer Freundin und machte sich auf den Weg.

Vor ihrem Haus angekommen, erwartete sie die Mutter schon an der Haustür. Sie stand mit verschränkten Armen an den Türstock gelehnt.

Annas Herz schlug ihr bis zum Hals. Jetzt würde es also doch ein Donnerwetter geben. Bestimmt hatte Mutter gemerkt, dass sie sich vor der Arbeit gedrückt hatte.

„Ich war vorhin bei Mönkebergs, um etwas abzuholen", sagte sie nur. Anna war klar, dass Mutter über alles Bescheid wusste. Sie zog den Kopf ein und wollte die Schimpftriade über sich ergehen lassen. Doch ihre Mutter sagte nichts weiter. Sie schüttelte nur den Kopf und ging dann ins Haus. Der restliche Nachmittag und Abend verlief wie immer. Das war Anna schon beinahe unheimlich. Sie hatte wirklich mehr Ärger erwartet. Aber Mutter tat so, als sei alles in Ordnung.

Gegen neun ging Anna dann schlafen. Sie legte sich auf ihre Matratze und rückte sich das Kissen zurecht. Gerade als sie sich umdrehte und die Augen schloss, hörte sie Mutters Stimme von nebenan aus der Küche. Anna glaubte erst, sich verhört zu haben. Aber nein, ihre Ohren hörten schon ganz richtig. Mutter sang. Leise und zaghaft. Doch Anna verstand jedes Wort, das Mutter melodisch von sich gab:

Veronika, der Lenz ist da,
die Mädchen singen tralala ...

DAS NEUE AUTO

„Das musst du dir ansehen!", rief Hermann aufgeregt. Er drückte seine Nase am Küchenfenster platt und winkte seinen Bruder Rudi mit einer Hand heran, ohne den Blick vom Fenster zu lösen.

„Ein Auto", hauchte Hermann andächtig. Dabei beschlug die Fensterscheibe. Er wischte die Scheibe schnell mit seinem Jackenärmel wieder frei, um ja nichts zu verpassen. Rudi schob seinen kleinen Bruder etwas beiseite. Er wollte auch sehen, was da unten auf der Straße vor sich ging.

„Wahnsinn! Helmstetters haben einen Borgward", flüsterte Rudi sofort ehrfürchtig, als er das Gefährt auf der Straße neben dem Bürgersteig erblickte.

„Sieht ein bisschen aus, wie eine riesige Kartoffel auf Rädern", überlegte Hermann. Rudi verpasste seinem Bruder mit dem Ellenbogen einen Stoß in die Seite.

„Spinnst du! Das ist ein Lloyd 300. Der hat bestimmt über 3000 Mark gekostet."

Hermann sah seinen Bruder bewundernd an. Was der alles wusste!

„Komm, wir sehen uns das Wunderding aus der Nähe an", schlug Rudi vor. Kaum hatte er den Satz beendet, war er auch schon an der Wohnungstür.

Hermann und Rudi traten aus dem Haus und eilten auf das Auto der Familie Helmstetter zu. Dabei stellten sie fest, dass sie nicht die einzigen Schaulustigen waren. Neben dem Auto hatten sich etliche Männer aus der Nachbarschaft versammelt. Rudi und Hermann blieben mit etwas Abstand hinter den Nachbarn und dem braunen Auto stehen.

„Zweizylinder-Zweitaktmotor", fachsimpelte Herr Wuttke und faltete seine Hände andächtig vor seinem Bauch.

„Mit zehn PS", ergänzte Herr Müller.

Rudi und Hermann hörten begeistert zu. Dabei versuchten sie, sich zwischen den Männern etwas näher an das Auto heranzuschieben.

„Ach, das ist doch so ein Leukoplast-Bomber", witzelte Herr Karlstein. Dafür erntete er einige scharfe Blicke der umstehenden Interessierten.

„Ist doch wahr. Außenherum Sperrholz mit Kunstleder bespannt. Hab ich gelesen“, verteidigte sich Herr Karlstein schnell.

Herr Wuttke streckte verstohlen seine Hand in Richtung Autodach und wollte gerade zärtlich darüberfahren. Da öffnete sich ein Fenster im zweiten Stock des Hauses.

„Bernhard, komm essen!“, rief die resolute Erna Wuttke nach unten. Herr Wuttke zog schnell seine Hand zurück, zuckte mit den Schultern und murmelte: „Träumen wird ja wohl noch erlaubt sein, oder?“

Dann räumte er den Platz neben dem Auto und eilte zum Hauseingang. Rudi ergriff sofort die Gelegenheit und nahm den Platz von Herrn Wuttke ein. So nah an einem fahrbaren Untersatz mit vier Rädern war er noch nie gestanden.

„Weg da. Aus dem Weg!“, knatterte eine Stimme von hinten. Herr Helmstetter mit Mantel und Hut hatte sich hinter den Schaulustigen aufgebaut. Er wedelte hektisch mit seinen Armen in der Luft, damit die Leute ihm endlich den Weg zu seinem Auto freimachten. Hinter seinem Vater drückte sich Beppo, Helmstetter Junior, in Richtung Auto.

„Hallo Beppo", grüßte Rudi seinen Schulfreund und grinste.

„Ich kann jetzt nicht", antwortete Beppo kühl. Mit erhobenem Haupt nahm er neben seinem Vater auf dem Beifahrersitz des Autos Platz.

„So ein Angeber", ärgerte sich Rudi.

„Ach komm, das legt sich wieder. Lass uns die Räder nehmen und neben dem Auto herfahren", schlug Hermann vor.

Schnell holten die beiden Jungen ihre Fahrräder aus dem Hinterhof. Gerade als Helmstetter das Auto startete, kamen Rudi und Hermann mit ihren Drahteseln wieder vorn auf der Straße an.

Helmstetter gab Gas. Beppo winkte huldvoll aus dem Seitenfenster. Und Rudi und Hermann schwangen sich auf ihre Drahtesel und traten in die Pedale. Rudi und Hermann strampelten neben dem Wagen der Helmstetters her, was das Zeug hielt.

„Lange können wir nicht mehr mithalten", keuchte Hermann.

„So ein Stinker", schnaubte Rudi. Er rümpfte die Nase, als das Auto an ihnen vorbeizog und eine dicke schwarze Abgaswolke ausstieß.

Helmstetters Lloyd 300 hatte schon fast hundert Meter Vorsprung vor Rudi und Hermann. Da hielt der Wagen plötzlich an. Die Beifahrertür ging auf.

Heraus kam Beppo. Und der sah keineswegs mehr angeberisch oder überheblich aus. Er war kalkweiß im Gesicht und presste elend seine Hände an den Bauch. Rudi und Hermann kamen näher und bremsten vor Beppo ab.

„Mir ist so schlecht", presste Beppo mit Mühe hervor und sah seine beiden Freunde gequält an.

Herr Helmstetter beugte sich über den Beifahrersitz und winkte Rudi und Hermann durch die offene Autotür zu sich.

„Könnt ihr Beppo heimfahren?", fragte er.

Rudi und Hermann nickten.

„Nicht, dass der mir noch ins Auto ...", hörten sie Helmstetter noch, dann zog er die Beifahrertür zu und brauste davon.

Rudi, Hermann und Beppo blickten dem Auto nach.

„Schönes Gefährt", meinte Rudi.

„Nur an das Geruckel muss man sich erst gewöhnen. Da wird einem schnell schlecht", gab Beppo zu. Dann setzte er sich bei Rudi auf den Gepäckträger und atmete erleichtert auf.

Rudi und Hermann grinsten. Dann fuhren die drei die Strecke zum Haus zurück.

TAPEZIEREN IST GANZ LEICHT!

Angelika und Wolfgang saßen wie jeden Samstagmorgen beim Frühstück am Küchentisch. Wolfgang blätterte im Sportteil der Zeitung. Angelika studierte die Prospekte mit Reklame. Plötzlich tippte sie mit dem Finger auf eine Seite.

„Genau so stelle ich mir unser Wohnzimmer vor."

Wolfgang reagierte nicht.

„Hallo! Hörst du mir zu?", fragte Angelika. Ohne eine Antwort abzuwarten, rief sie: „Wolfgang, wir müssen unser Wohnzimmer renovieren."

Wolfgang sah seine Frau über die Zeitungsseiten hinweg erschrocken an. „Was stimmt denn mit unserem Wohnzimmer nicht?"

Angelika seufzte. „Es ist altmodisch! Es gibt viel modernere. Schau doch nur!" Sie deutete auf die abgebildeten Rollen im Prospekt. „So muss eine Tapete aussehen. Unsere hat ganz seltsame Muster."

Wolfgang zuckte mit den Schultern. „Na ja, es ist halt eine Tapete. Die macht doch, was sie soll: an der Wand hängen."

„Papperlapapp! In der Illustrierten habe ich gelesen, dass Orange und Grün jetzt modern sind."

Mit einer schwungvollen Bewegung schob Angelika ihrem Mann den Prospekt hin.

Wolfgang verdrehte die Augen. „Na wunderbar. Und wer soll tapezieren?"

„Na, wir natürlich! Schau, da steht doch: *Tapetenwechsel leicht gemacht – streichen, kleben, fertig!*"

„Wenn das mal keine Übertreibung ist …", brummte Wolfgang.

Doch Angelika ließ sich nicht beirren. Das Wohnzimmer wurde renoviert. Egal, was ihr Mann dazu sagte.

Eine Woche später begann das große Projekt.

Angelika hatte bereits alles vorbereitet: Von den Nachbarn hatte sie sich einen klappbaren Tapeziertisch ausgeliehen. Beim Raumausstatter hatte sie Tapeten ausgesucht und gekauft. Kleister und Pinsel lagen bereit.

Wolfgang betrachtete die Ausrüstung mit Skepsis. „Angelika, bist du sicher, dass wir das alleine schaffen?"

„Natürlich! Gerti von nebenan meinte, dass es kinderleicht sei. Also fangen wir an!"

Zuerst mussten die alten Tapeten runter. Angelika hatte gelesen, dass man sie mit warmem Wasser einweichen musste.

Wolfgang füllte einen Eimer, nahm einen Schwamm und begann, die Wand damit einzureiben. Nach zehn Minuten stellte er fest, dass die Tapete nicht im Geringsten daran dachte, sich zu lösen.

„Angelika … du bist sicher, dass das so funktioniert?"

„Natürlich! Mach weiter!"

Nach einer weiteren halben Stunde hatte Wolfgang das Gefühl, dass die Tapete sich eher noch fester an die Wand gesogen hatte.

„Das ist doch verhext!", fluchte er.

„Ich glaube, ich klingle mal bei Gerti. Vielleicht hat die noch eine Idee", murmelte Angelika. Fünf Minuten später hielt sie Wolfgang eine Drahtbürste hin. „Hier. Die nehmen unsere Nachbarn bei hartnäckigen Fällen."

„Hartnäckig ist das Ding auf jeden Fall", brummte Wolfgang. Er nahm die Bürste und begann, die Tapete damit zu bearbeiten. Angelika stellte sich neben ihn und zog die Papierstreifen stückchenweise von der Wand.

Nach einer weiteren Stunde und vielen Flüchen hatten sie die Hälfte der Tapete entfernt. Wolfgang schwor sich, nie wieder eine Renovierung mit Angelika zu machen.

Als endlich alle Wände kahl waren, kam der nächste Schritt: Die neue Tapete musste angebracht werden. Angelika hatte schon den Tisch aufgeklappt und zwinkerte Wolfgang aufmunternd zu.

„Ich halte die Rolle fest und du trägst den Kleister auf", erklärte sie.

Wolfgang nickte und begann, großzügig Kleister auf die Tapetenbahnen zu schmieren.

„Mehr, Wolfgang! Sonst hält es nicht!", war Angelika sicher.

„Aber das tropft doch schon überall!" Wolfgang hielt zweifelnd inne.

„Mehr ist besser!", beharrte Angelika.

Wolfgang stöhnte und klatschte noch eine Portion Kleister drauf. Dann versuchten sie, die erste Bahn an die Wand zu kleben. Es wurde ein Desaster. Die Tapete rutschte. Sie klebte sich an Wolfgangs Hände und zerknitterte, bevor sie richtig an der Wand hing.

„Das sieht ja aus wie ein nasser Lappen!", rief Wolfgang.

„Du musst sie glatt streichen!", kommandierte Angelika.

Wolfgang nahm eine Bürste und versuchte, die Falten herauszustreichen – mit dem Ergebnis, dass die Tapete riss.

„Herrschaftszeiten!", schimpfte er lautstark.

Angelika sah ihn an. „Na gut, die erste Bahn war vielleicht ein Testlauf …"

Die nächsten zwei Stunden verliefen ähnlich chaotisch. Eine Bahn klebte schief, eine andere warf Blasen und eine weitere wollte einfach nicht halten.

„Angelika, das sieht aus, als hätten wir das im Dunkeln mit verbundenen Augen gemacht!"

„Ach was, das ist nur eine Frage der Perspektive!"

„Ja, wenn man sich auf den Kopf stellt, sieht es vielleicht gerade aus", murmelte Wolfgang.

Angelika seufzte. „Komm, wir machen erst mal eine Pause."

Sie lehnten sich erschöpft an den Tapeziertisch und betrachteten ihr Werk.

„Ich wollte doch so gerne ein schickes Wohnzimmer. Und jetzt …", resümierte Angelika kläglich.

„Das ist alles eine Frage der Perspektive", versuchte Wolfgang sie aufzuheitern. „Schick ist es jetzt schon, wenn man gerne auf einer Baustelle wohnt und es dort schön findet."

Angelika knuffte ihren Mann in die Seite. Ihr war nicht zum Lachen zumute. „Und jetzt?", fragte sie.

„Jetzt rufe ich Malermeister Herberich an. Der kennt sich mit sowas aus", sagte Wolfgang entschlossen und ging in den Flur zum Telefon.

Am Abend sah das Wohnzimmer ganz verändert aus. Und das im positiven Sinne. Malermeister Herberich war noch am Nachmittag vorbeigekommen und hatte sich das Debakel angesehen. Und er hatte Erbarmen. Jetzt hing die neue Tapete gerade und ganz ohne Blasen an der Wand.

Zufrieden stand Angelika davor. „Schön. Genau so habe ich mir das vorgestellt." Dann schielte sie zu ihrem Mann. „Und nächste Woche renovieren wir die Küche. Was meinst du?"

Als Wolfgang entsetzt die Augen aufriss, fing Angelika an zu lachen.

„War nur ein Scherz. Ab sofort überlassen wir Renovierungen lieber jemandem, der Ahnung davon hat."

Erleichtert legte Wolfgang einen Arm um seine Frau und grinste.

DER VERSCHWUNDENE FISCH

„Wunderbar, meine Liebe", hatte sich Herr Krause bei Gertrud Wellinger überschwänglich und im Voraus bedankt. Nun stand Gertrud seufzend im Wohnzimmer ihres Nachbarn und tat das, was sie versprochen hatte: Sie kümmerte sich um die Fische, die Herr Krause dort in einem Glaskasten hielt. Nein, natürlich nicht in einem Glaskasten, in einem 60-Liter-Süßwasseraquarium. Das hatte ihr Krause genauestens erklärt, bevor er sich für fünf Tage in den Urlaub verabschiedet hatte.

„Na, ihr könnt auch nur den ganzen Tag glotzen und das Maul aufreißen", brummte Gertrud und klopfte vorsichtig an die Scheibe. Die Fische stoben auseinander. Sieben Zierfische, der ganze Stolz von Herrn Krause.

Muss man halt mögen, dachte Gertrud. Sie selbst hatte lieber einen großen Fisch auf ihrem Teller – mit zerlassener Butter und einer ordentlichen Portion Salzkartoffeln – als kleine Fischlein hinter Glas.

Krause hingegen war ganz vernarrt in seine Haustiere. Er war ein echter Fachmann, das musste Gertrud zugeben. Dunkel konnte sie sich noch an seine Ausführungen erinnern.

„In meinem Aquarium halte ich zwei Panzerwelse."

Krause hatte mit dem Finger auf die marmorierten Fische gezeigt, die gerade an den grünen Wasserpflanzen vorbeischwammen.

„Panzerwelse sind Darmatmer. Die müssen von Zeit zu Zeit an die Oberfläche, um Luft zu holen."

So genau wollte Gertrud es gar nicht wissen. Und vorstellen wollte sie sich so eine Darmatmung erst recht nicht!

„Außerdem haben wir hier noch drei Schwertträger, meine Liebe. Die länglichen Fische dort."

Gertrud hatte ein Gähnen unterdrücken müssen.

„Und meine besonderen Lieblinge: Zwei Trichogaster trichopterus. Fadenfische, sehen Sie?"

Für Gertrud klang der Name eher nach Dinosaurier als nach Fisch. Schließlich hatte sie es geschafft, Krauses Erklärungen tapfer über sich ergehen zu lassen. Immerhin hatte er sich letztes Jahr auch um ihre Geranien gekümmert. Damals, als sie mit gebrochenem Bein im Krankenhaus lag. Also war sie nun mit der Nachbarschaftshilfe an der Reihe. Und es war ja auch wirklich nicht zu viel verlangt, sich fünf Tage lang um sieben Fische zu kümmern.

Gertrud warf einen letzten Blick durch das Glas. Plötzlich stutzte sie. Irgendwie hatte sie das Gefühl, dass etwas nicht stimmte. Sie tippte noch einmal an die Scheibe und betrachtete die bunte Fischschar. Eins, zwei, drei, vier, fünf, sechs. Moment! Es müssten sieben sein. Aber Gertrud konnte eindeutig nur sechs Fische entdecken. Der Fall war wohl klar: Ein Fisch fehlte. Gertrud befiel ein panisches Gefühl. Herr Krause hatte ihr seine Fische anvertraut. Und kaum hatte sie kurze Zeit die Verantwortung, ging auch schon ein Fisch verloren. Wie konnte das nur passieren? Gertrud versuchte, ihre Gedanken zu ordnen.

Wenn er tot wäre, müsste er an der Wasseroberfläche schwimmen, überlegte sie. Aber dort war nichts zu sehen.

„Ob Fische sich gegenseitig auffressen?", grübelte sie weiter. So muss es wohl sein. Sie hatte doch auch irgendwo mal gelesen, dass manche Fischarten die reinsten Kannibalen waren. Was sollte sie nun bloß machen? Morgen würde Krause wieder zurückkommen. Und dann nur noch sechs seiner sieben Lieblinge vorfinden. Nein, das konnte Gertrud auf keinen Fall zulassen! Fieberhaft überprüfte sie, welcher der Fische fehlte. Sie versuchte sich zu konzentrieren, welche Fische Krause hielt. Drei Schwertdings. Die schwammen noch putzmunter herum. Diese zwei Panzerwelse mit der unanständigen Atmung waren auch noch da. Nur von denen mit dem Faden unter dem Kopf manövrierte nur noch ein einziger durchs Wasser. Ein Fadenfisch fehlte. Gertrud straffte die Schultern und machte auf dem Absatz kehrt. Es war klar, was zu tun war.

Eine Stunde später ließ sie einen kleinen blauen Fadenfisch aus dem Plastikbeutel in das Aquarium gleiten. Sie hatte nicht lange gefackelt und in der Zoohandlung an der Ecke einen neuen Fisch für Herrn Krause erstanden. Und soweit sie das beurteilen konnte, sah er seinem Vorgänger auch zum Verwechseln ähnlich. Hoffentlich sah Herr Krause das auch so!

Gertrud versuchte ihre Nervosität zu verbergen, als sie am nächsten Tag gemeinsam mit dem heimgekehrten und gut gelaunten Herrn Krause vor dessen Aquarium stand. Dieser inspizierte das Wasserbecken kritisch. Dann nickte er und drehte sich zu seiner Nachbarin um.

„Vielen herzlichen Dank, meine Liebe." Krause drückte Gertruds Hand. „Wie ich sehe, hat es meinen kleinen Lieblingen an nichts gefehlt."

Gertrud schluckte.

„Ach, dass sich die blauen Fadenfische gelegentlich hinter den Wasserpflanzen verstecken, haben Sie ja sicher bemerkt. Hatten Sie auch so eine Freude daran, ihr Versteckspiel zu beobachten?" Herr Krause lächelte sie an.

Gertrud erstarrte.

„Was? Wie? Ach, natürlich ...", stammelte sie.

Dann warf sie einen schnellen Blick zur Glasscheibe. Verstohlen zählte sie die Fische, die sich dahinter bewegten. Acht. Eindeutig einer zu viel. Das war Herrn Krause offensichtlich noch nicht aufgefallen. Wie sollte sie ihm das nur erklären? Ob Fische sich so schnell vermehren können? Das musste Gertrud jetzt sofort in ihrem Lexikon nachschlagen. Sie machte auf dem Absatz kehrt und verließ grußlos Herrn Krauses Wohnung.

Verwirrt starrte dieser ihr nach. Dann schüttelte er den Kopf.

„Ihr scheint es an die Nieren zu gehen, dass ich jetzt wieder da bin und sie sich nicht mehr um meine Fische zu kümmern braucht", murmelte er und wandte sich dann wieder seinen Lieblingen zu.

DAS SEIFENKISTENRENNEN

„Schau dir das Gefährt an!", staunte Walter. Klaus, sein kleiner Bruder, konnte nur bewundernd nicken. Beide Jungen standen am Fuß des kleinen Hügels am Rand des Dorfes. Sie sahen zu, wie Peter aus dem Nachbardorf den Abhang heruntersauste. Er saß in einer klapprigen Holzkiste mit vier Rädern. Dabei hielt er sich an den Seiten der Kiste fest und rief: „Aus der Bahn!"

„Eine richtige Seifenkiste!", resümierte Klaus.

„Peter hat doch zwei linke Hände. Beim Zusammenzimmern hat ihm bestimmt sein Vater geholfen. So ein Angeber", schimpfte Walter.

Mittlerweile hatte Peter seine rasante Fahrt beendet. Auf dem flachen Stück am Fuß des Hügels rollte er langsam aus. Triumphierend sah Peter sich um.

„Da staunt ihr, was?“, rief er den beiden Brüdern zu, die er aus der Schule kannte. Angeberisch warf er den Kopf zurück und griff nach seiner Seifenkiste.

„Eine neue Runde!“, posaunte er und schob sein Holzgefährt wieder in Richtung Hügel.

„Wenn wir auch eine Seifenkiste hätten, wären wir bestimmt schneller als du!“, rief Walter ihm hinterher.

„Wetten, nicht“, entgegnete Peter angriffslustig. Dabei blieb er stehen, ließ sein Fahrzeug los und stemmte seine Hände in die Seiten.

„Gut, die Wette gilt“, meinte Walter gelassen. Dann machte er auf dem Absatz kehrt, nahm die Hand seines kleinen Bruders und zog ihn mit sich fort.

„Na, da hast du uns ja was Schönes eingebrockt“, schimpfte Klaus. Er starrte seinen großen Bruder wütend an.

„Wie sollen wir denn ein Seifenkistenrennen gegen Peter gewinnen? Wo wir doch nicht mal eine Seifenkiste haben?“

Walter kratzte sich am Kopf.

„Das kriegen wir hin. Los, wir machen uns gleich auf die Suche nach passenden Sachen zum Bauen.“

Die beiden Brüder streiften durchs Dorf. Dabei hielten sie die Augen offen. Nach und nach wurden sie tatsächlich fündig. Sie sammelten alte Bretter. In manchen waren verrostete krumme Nägel eingeschlagen, die sie mühsam herauszogen und gerade hämmerten. Und zu ihrem Glück entdeckten sie hinter dem Schuppen von Bauer Klasen sogar das verbogene Gestell eines alten Kinderwagens. Davon montierten sie kurzerhand die Räder ab. Nach stundenlangem Sägen und Hämmern hatten sie ein ganz passables Gefährt vor sich stehen. Stolz begutachteten Walter und Klaus ihr Werk.

„Jetzt können wir die Wette antreten", meinte Walter zufrieden.

Die Bedingungen waren schnell geklärt. Am Samstag um vier wollten sich die Jungen am Dorfrand treffen. Jeder durfte Freunde mitbringen, die die Rennfahrer anfeuern sollten. Walter hatte sich mit Klaus darauf geeinigt, dass er fahren würde. Er war schwerer und damit vielleicht schneller. Außerdem hatte er ja auch die Idee mit dem Rennen gehabt. Klaus sollte dafür das Startsignal geben.

Und so stand eine ganz Horde Jungen zwei Tage später am Hügel des Dorfes. Peter und Walter hatten ihre Kisten schon hochgezogen und blickten beide siegessicher drein. Als Glücksbringer hatte Peter sich eine Kappe seines Vaters ausgeliehen. Die schob er sich nun schnell noch auf den Kopf. Klaus stellte sich richtig in Position und rief: „Achtung. Auf die Plätze. Fertig. Los geht's!"

Auf dieses Kommando griffen Peter und Walter nach ihren Seifenkisten. Sie rannten los und schoben die Gefährte an. Als die Kisten genug Schwung hatten, sprangen sie hinein und lehnten sich windschnittig nach vorn. Erst lag Peter etwa einen Meter vorn. Dann holte Walter auf. Die Zuschauer johlten und brüllten. Walter hatte Peter gerade überholt. Peter blickte kurz zu Walter hinüber. Dabei rutschte ihm seine Mütze über die Augen. Hektisch griff Peter danach und versuchte, sie wieder zurückzuschieben. Seine Seifenkiste fing an zu schlingern.

Walter sah, wie Peters Wagen hinter ihm seitlich ausbrach. Oje, wenn der so weiterfuhr, würde er direkt im Graben landen. Das wäre nicht lustig. Der Graben war ein wahrer Abgrund. Walter überlegte eine Sekunde. Dann entschied er sich, Peter zu helfen. Er lehnte sich so stark auf die linke Seite seines Gefährts, dass die Kiste einen sanften Bogen fuhr – und dabei die Seifenkiste von Peter leicht streifte. Die beiden Kisten verloren an Geschwindigkeit und kamen am flach auslaufenden letzten Stück der Rennstrecke schließlich ganz zum Stehen. Peter atmete erleichtert auf. Er war angesichts der Unfallgefahr, in der er gewesen war, ganz blass um die Nase geworden.

„Danke", murmelte er und sah Walter erleichtert an.

„He, was macht ihr da?", brüllte Klaus den beiden zu.

„Ihr habt die Ziellinie ja noch gar nicht erreicht!"

„Stimmt", rief Walter und stieg aus seiner Seifenkiste.

„Los, komm, es gilt noch", raunte er Peter zu. Dann stellte er sich hinter sein Gefährt und schob es vor sich her. Auch Peter stieg aus und begann, seine Seifenkiste zum Ziel zu schieben. Aber er war viel zu zittrig auf den Beinen, um Walter noch einholen zu können. Und so gewann Walter die Wette und das Rennen.

„Sieg für Oberbirkendorf!", grölten die Jungen, als Walter seine Seifenkiste über die Ziellinie schob. Dort wartete er auf Peter. Irgendwie fühlte er sich gar nicht richtig als Sieger. Aber Peter gratulierte ihm trotzdem, als er endlich ins Ziel kam. Nur ganz auf sich sitzen lassen, wollte er die Niederlage dann doch nicht.

„Nächste Woche gibt es ein neues Rennen. Wetten, dass ich dann gewinne?", grinste er. Und Walter ließ sich gerne noch einmal herausfordern.

DIE JUGEND VON HEUTE

Anna Lindental mied normalerweise Menschenmengen und Getümmel. Dort traf man nämlich ihrer Meinung nach ständig auf Rüpel und rücksichtslose Mitmenschen. Doch heute musste sie in den sauren Apfel beißen. Gestern war einer der Absätze ihrer geliebten Halbschuhe abgebrochen. Nun musste sie also zum Schuster. Anna seufzte und schlüpfte in ihre Winterstiefel. Sommerschuhe konnte sie ja noch nicht anziehen, weil es erst März war.

Vielleicht sollte ich mir neue Frühjahrsschuhe kaufen?, überlegte sie, verwarf den Gedanken aber gleich wieder. Ihre Rente war mager, da konnte sie das Geld nicht einfach zum Fenster rausschmeißen. Außerdem waren die Schuhe ja noch gut – bis auf den Absatz.

Anna steckte das Rezept für eine neue Packung ihrer Herztabletten, das sie auch noch einlösen musste, in ihre Handtasche. Dann knöpfte sie ihren leichten Mantel zu und machte sich auf den Weg zur Bushaltestelle.

„Zwei Minuten zu spät", stellte Anna mit einem Blick auf ihre Armbanduhr fest, als der Bus schließlich vor ihr hielt. Langsam stieg sie die Stufen des Buses hoch. Vor dem Busfahrer blieb sie stehen und kramte in ihrer Tasche nach der Monatsfahrkarte.

„Passt schon", nuschelte der Fahrer und würdigte den Fahrschein keines Blickes. „Setzen Sie sich lieber. Alte Leute fallen gerne mal, wenn der Bus anfährt. Und dann bin ich wieder schuld daran."

Anna presste ihre Lippen zusammen. So ein ungehobelter Kerl! Sie musterte ihn einen Augenblick, ehe sie sich auf den Sitz in der ersten Reihe fallen ließ. Mit einem Ruck fuhr der Bus an.

„Flegel! Kaum über zwanzig. Keinen Sinn für Pünktlichkeit. Und keinen Respekt. Die Jugend von heute ...", murmelte Anna vor sich hin und sah aus dem Fenster.

Als sie an der Haltestelle vor dem Einkaufszentrum aus dem Bus stieg, verabschiedete sich der Busfahrer fast schon übertrieben freundlich von ihr. Was Anna aber einfach ignorierte. Würdevoll straffte sie stattdessen ihre Schultern und schritt dem Eingang des Kaufhauses entgegen.

„Rücksichtslos und ohne Anstand!“, brummte Anna ein letztes Mal. Dann betrat sie das Einkaufszentrum.

Beim Schuster angekommen, hatte sich Anna soweit wieder beruhigt. Sie erklärte ihr Anliegen und stellte ihren kaputten Halbschuh auf den Tresen. Ein junger Mann mit einer roten Schürze um den Bauch sah sich den Schuh kurz an und nickte dann.

„Sie können den Treter in einer Stunde abholen“, informierte sie der Schuhmacher salopp.

Treter! Anna war fassungslos. Sie schnaubte und machte sich auf den Weg zur Apotheke.

Diese Jugend! Keine Manieren und kein Gefühl für angemessene Sprache.

In der Apotheke war der Andrang groß.

Kein Wunder, dachte Anna. Bei dem feuchten Frühling greift die Grippe wohl nur so um sich.

Sie stellte sich hinten in der Schlange am Tresen beim Schaufenster an. Dabei musterte sie die Menschen draußen vor der Scheibe, die sich über die Gänge des Einkaufszentrums schoben.

„Wie sich diese jungen Leute heutzutage allein schon kleiden“, wetterte sie halblaut vor sich hin. Dabei trat sie Schritt um Schritt nach vorn. Plötzlich bekam sie von vorn einen leichten Stoß.

„Bestimmt wieder so ein junges Gemüse", wollte sie schon auffahren. Doch dann bemerkte sie, dass sie mit keiner Person, sondern mit der Verkaufstheke vor sich zusammengestoßen war. Gut, dann konnte sie jetzt ihr Rezept einlösen. Sie fischte den Zettel aus ihrer Tasche und legte ihn vor der Frau im weißen Kittel auf den Tisch.

„Moment, ich glaube, sie sind noch gar nicht an der Reihe", entgegnete die Apothekenhelferin. Sie schob das Rezept mit einem Lächeln zurück.

„Aber das ist doch ...", setzte Anna gerade an. Da wurde sie von einer jungen Frau neben sich unterbrochen.

„Schon in Ordnung. Bedienen Sie die Dame ruhig. Ich gedulde mich gerne einen Augenblick."

Verblüfft starrte Anna die Frau an. Wenn diese neben ihr stand, konnte es eigentlich wirklich sein, dass sie vor Anna an der Reihe war. Anna senkte verschämt ihren Blick und schob ihr Rezept wieder der Helferin hin. Ohne die freundliche Frau neben sich noch einmal anzusehen, stopfte sie die ausgehändigte Arznei in ihre Handtasche und ging zum Ausgang. Die Tür der Apotheke glitt nicht von selbst auf, wie das bei modernen Türen der Fall war. Anna musste sie aufziehen. Das Aufdrücken beim Betreten war ihr viel leichter gefallen. Mit etwas Mühe öffnete

Anna die Tür. Sie schob sich nach draußen und ließ die Tür achtlos hinter sich zufallen. Ihr war, als hörte sie hinter sich einen gedämpften Aufschrei. Anna wandte sich um. Direkt an der Scheibe der Apothekentür stand die junge Frau, die ihr eben den Vortritt gelassen hatte. Sie hatte in beiden Händen große Einkaufstüten. Und ihre Nase klebte an der Glastür. Anna hatte ihr die Tür sprichwörtlich vor der Nase zugeschlagen! Das war ihr nun wirklich äußerst peinlich. Sie trat einen Schritt zur Tür, bedeutete der jungen Frau, ein Stück zurückzutreten, und drückte für sie die Apothekentür erneut auf.

„Tut mir sehr leid", murmelte Anna, als die Frau schließlich den Laden verlassen hatte und neben ihr stand.

„Entschuldigung angenommen. Sie haben hinten ja keine Augen", lächelte die junge Frau.

„Ich war so in Gedanken", versuchte sich Anna zu rechtfertigen.

„Über was haben Sie denn nachgedacht?", hakte die junge Frau nach.

„Über die Rüpelhaftigkeit der Jugend von heute", platzte es aus Anna heraus. Dann wurde ihr klar, was sie da eben gesagt hatte. Verlegen nestelte sie am Griff ihrer Handtasche herum.

„Ja, jedes Alter hat so seine Macken", entgegnete die junge Frau gelassen. Dann fing sie an, herzhaft zu lachen. Anna zögerte einen Augenblick. Dann stimmte sie in das Lachen mit ein.

DIE KAFFEEMÜHLE

Wie herrlich das duftete! Felix und Miriam sogen schnuppernd die Luft ein. Sie waren wie jeden Sonntag bei Großmutter Wilhelmine zu Besuch. Und wie immer an solch einem Besuchstag gab es für die Erwachsenen frisch gebrühten Kaffee.

„Nicht so neumodisches Zeug mit Pulver in kleinen abgepackten Tütchen, das man in eine Maschine steckt. Bei mir gibt es Kaffee mit handgemahlenen Bohnen", meinte Großmutter jedes Mal.

Felix und Miriam konnten es kaum erwarten, dass ihre Großmutter zum Hängeschrank ging und die Tür dort öffnete. Sie griff dann immer in den Schrank und holte aus dem hintersten Winkel ein hölzernes Ding heraus. Komisch sah das Gerät aus. Es war wie eine Kiste mit einem Trichter oben und einer Schublade unten. Und obendrauf hatte es eine Kurbel mit einem runden Knopf am Ende.

„Sieht ein bisschen aus, wie die Drehorgel auf dem Rummelplatz. Nur viel kleiner“, stellte Miriam fest. Ihre Großmutter Wilhelmine nickte. Und wie jeden Sonntag kam dann von Felix die Frage: „Darf ich mal, Oma?“

Großmutter Wilhelmine schüttelte den Kopf.

„Nein, mein Lieber. Meine Kaffeemühle ist mir heilig! Die hatte schon meiner Mutter, also eurer Urgroßmutter, gehört. Sie hat beinahe hundert Jahre auf dem Buckel. Das ist kein Spielzeug.“

Großmutter ließ in dieser Sache einfach nicht mit sich verhandeln. Felix und Miriam blieb also nichts anderes übrig, als ihrer Großmutter beim Kaffeemahlen zuzusehen, ohne selbst an der Kurbel drehen zu dürfen.

Großmutter Wilhelmine füllte oben in die Mühle bedächtig Kaffeebohnen aus einer großen Dose ein. Dann schüttelte sie die Kaffeemühle ein wenig, damit die Bohnen alle nach unten zum Mahlwerk fielen. Felix und Miriam wussten, was jetzt kam.

Großmutter Wilhelmine nahm die Kaffeemühle, setzte sich auf einen Küchenstuhl und klemmte sich die Mühle zwischen die Knie. Dann griff sie nach dem Holzknopf an der Kurbel und fing an zu drehen. Einmal herum, zweimal herum, dreimal herum.

Schon roch es in der ganzen Küche nach würzigem, herbem, frisch gemahlenem Kaffee.

„Für euch gibt es Limonade", meinte Großmutter, während sie die Schublade unten aus der Kaffeemühle zog. Das Kaffeepulver kippte sie in den vorbereiteten Kaffeefilter, der auf der schönen Kaffeekanne aus Porzellan stand. Auf dem Herd machte der Wasserkessel bereits ein Pfeifkonzert. Das kochende Wasser goss Großmutter vorsichtig und nach und nach über das Kaffeepulver. Dann griff sie nach zwei Trinkgläsern und drückte sie Felix und Miriam in die Hand.

„Ich komme mit dem Kaffee gleich nach", meinte sie und scheuchte die Kinder aus der Küche ins Esszimmer.

Der Kuchen von Großmutter hatte Felix und Miriam wie immer gut geschmeckt. Die Erwachsenen schlürften noch eine Tasse frisch gebrühten Kaffee. Das fanden die Kinder ziemlich langweilig. Darum machten sie sich auf Entdeckungstour durch die Wohnung ihrer Großmutter. Wie von selbst landeten sie schließlich in der Küche. Dort stand die geputzte Kaffeemühle noch neben dem Herd.

„Ob wir sie doch einfach mal ausprobieren?“, überlegte Felix.

Miriam neigte zögernd ihren Kopf, dann nickte sie.

„Merkt ja keiner“, meinte sie.

Leise zog sie sich die Dose mit den Kaffeebohnen heran, die neben dem Herd stand. Sie klappte den Deckel auf. Jetzt schob Felix sie beiseite.

„Wir nehmen einfach nur eine Bohne. Dann fällt das gar nicht auf“, kommandierte er.

Felix fischte genau eine braune Kaffeebohne aus der Dose und ließ sie durch den Trichter oben in die Kaffeemühle kullern. Miriam griff als Erste nach der Kurbel der Mühle. Sie machte eine Umdrehung. Dann wollte Felix drehen. Viel passierte dabei nicht, denn die eine Bohne bot kaum Widerstand auf dem Mahlwerk. Felix und Miriam schoben etwas enttäuscht die Kaffeemühle wieder an ihren Platz und machten, dass sie aus der Küche kamen.

Als die Eltern und Großmutter das Kaffeegeschirr in die Küche trugen, standen Felix und Miriam brav im Flur. Sie machten unschuldige Gesichter, als könnten sie keiner Fliege etwas zu Leide tun. Doch dann hörten sie Großmutter Wilhelmine aus der Küche schimpfen: „Ihr wart doch an meiner Kaffeemühle!“

Die Großmutter kam in den Flur und musterte die beiden Enkel streng.

„Woher weißt du das denn?", platzte Miriam heraus. Felix gab ihr einen Schubs und verdrehte die Augen.

Großmutter Wilhelmine deutete mit ihrem Finger zur Decke und sagte streng: „Der da oben sieht alles."

„Dein Nachbar Herr Finke?", staunte Felix und blickte nach oben.

Erst schaute Großmutter sie verständnislos an. Dann konnte sie den beiden nicht länger böse sein. Sie lachte aus vollem Halse und meinte: „Nein, nicht der Herr Finke aus dem zweiten Stock. Ich meinte eigentlich den lieben Gott. Aber um ehrlich zu sein: Auch eine Bohne macht Krümel. Und die lagen in der sauber ausgewischten Schublade der Mühle."

Zerknirscht blickten Felix und Miriam zu Boden. Großmutter Wilhelmine strubbelte den beiden durch die Haare.

„Wir machen's nie wieder", versprach Felix kleinlaut. Und Miriam nickte. Gut, dass ihre Großmutter schnell wieder versöhnt war.

DRAUßEN NUR KÄNNCHEN

Horst Käppler schlenderte durch die Innenstadt, vorbei an diversen Schaufenstern. Vor der Konditorei Obermüller blieb er stehen und betrachtete die süßen Auslagen. Heute war sein Geburtstag. Der musste gefeiert werden, beschloss er. In der Konditorei Obermüller war er ein gern gesehener Gast. Seine Enkeltochter Emma machte darüber gerne ihre Witze.

„Opa, der Laden ist etwas für alte Leute. Total altmodisch", hörte er sie in Gedanken sagen. Sollte er vielleicht einmal etwas anderes versuchen? Seufzend löste sich Horst Käppler vom Anblick der Leckereien und sah sich suchend um. Dort! Das war das Café, in dem Emma gerne verkehrte.

„Coffee Bar" las er die blinkenden Lettern über dem Eingang des Lokals. Auf dem Bürgersteig davor standen kleine Tische und Plastikstühle. Warum eigentlich nicht? Sein neues Lebensjahr konnte doch durchaus mit einer gewagten Aktion beginnen. Entschlossen schritt Horst Käppler auf das moderne Café zu. Vor der Tür zögerte er einen Augenblick, dann betrat er den Raum.

Stimmengewirr schlug ihm entgegen. Er sah sich skeptisch um. An den winzig kleinen Tischen drückten sich junge Leute zusammen. Die meisten lachten und waren in angeregte Unterhaltungen vertieft. Soweit Horst es sehen konnte, war innen kein einziger Platz frei. Ob er bei einer Bedienung nachfragen sollte, ob irgendwo was freiwerden würde? Horst ließ seinen Blick schweifen. Niemand schien sich hier um die Gäste zu kümmern. Vor der großen Theke stand eine lange Schlange.

„Aha, hier ist also Selbstbedienung", schloss Horst daraus. Er reihte sich ein und wartete geduldig. Hinter ihm wuchs die Schlange bereits weiter an.

„Ihre Bestellung bitte", flötete der junge Mann hinter dem Tresen, als Horst an der Reihe war.

„Eine Tasse Kaffee mit Zucker und einem Schuss Milch bitte", bestellte Horst etwas zögernd.

„So was haben wir nicht. Hier, suchen Sie sich von unseren Spezialitäten etwas aus."

Der Kaffeehaus-Angestellte deutete auf die Tafel über seinem Kopf. Caffè Latte. Caramel Macchiato. Flavoured Latte. Iced Chocolate. Ja, wenn er nur wüsste, was sich hinter diesen neumodischen Begriffen verbarg. Horst Käppler studierte die Kaffeekarte lange und ausgiebig. Doch wirklich schlau wurde er daraus nicht.

„Haben Sie sich entschieden?", fragte der junge Mann. Er klang recht freundlich. Aber Horst konnte die Ungeduld in seiner Stimme mitschwingen hören.

„Ich weiß nicht. Können Sie mir was empfehlen?", fragte Horst vorsichtig.

Der Kaffeehaus-Angestellte lächelte gequält und zuckte mit den Schultern.

„Bei uns sind alle Spezialitäten zu empfehlen. Soll es large, regular oder small sein?"

Horst starrte den jungen Mann verständnislos an.

„Nehmen Sie einen Caffè Crema. In regular", flüsterte plötzlich eine weibliche Stimme hinter ihm.

Horst drehte sich um. Er rechnete damit, eine leicht genervt wartende Kundin zu erblicken. Stattdessen lächelte ihn eine freundliche junge Frau an. Sie war kaum älter als seine Enkeltochter. Und genauso bunt gekleidet, wie Emma es für gewöhnlich war. Ihr Rat schien ernst gemeint. Horst nickte dankbar und drehte sich wieder zur Theke.

„Caffè Crema", bestellte er mit fester Stimme.

„In regular", ergänzte seine Hinterfrau hilfsbereit.

Der junge Mann nickte und tippte etwas in seine Kasse ein.

„Ihren Kaffee können Sie dort abholen", informierte er Horst und zeigte mit dem Kopf ans Ende des Tresens. Dann wandte er sich der netten Frau hinter Horst zu.

Nach wenigen Minuten hielt Horst Käppler einen dampfenden Becher mit brauner Flüssigkeit in seinen Händen.

„Zufrieden?", fragte jemand neben ihm. Die hilfsbereite junge Frau war auch schon bedient worden. Horst schnupperte an seiner Tasse. Dann nickte er.

„Muss man den jetzt im Stehen trinken?", fragte er seine Retterin unsicher.

„Nein, nein", schmunzelte die, „kommen Sie. Draußen ist noch jede Menge Platz. Wollen Sie sich zu mir setzen? Ich heiße übrigens Tine."

Dankbar nahm Horst das Angebot der jungen Frau an. Er folgte ihr und ließ sich auf einen der unbequem aussehenden Plastikstühle sinken.

„Meine Enkeltochter hält mich für altmodisch. Ich glaube, sie hat Recht. Mit diesen modernen Kaffeehäusern kenne ich mich jedenfalls kein bisschen aus", gab Horst zu.

„Aber dafür wissen Sie eben über andere Dinge Bescheid", entgegnete die junge Frau gelassen.

Horst nickte. „Wissen Sie, in den Cafés, die ich normalerweise besuche, geht es einfach anders zu."

Er sah sich um. „Da heißt es zum Beispiel ‚Draußen nur Kännchen'. Also dass man den Kaffee im Freien nicht tassenweise bestellen kann."

Tine hörte interessiert zu. Dann fragte sie: „Mögen Sie vielleicht einen Cookie zu ihrem Kaffee?"

Irritiert sah Horst seine junge Begleitung an.

Die junge Frau grinste. „Ich meine, einen Keks. Die sind hier sehr lecker. Ich kann uns zwei davon holen."

Horst überlegte kurz und schüttelte den Kopf.

„Wissen Sie was: Sie haben mir ein bisschen was von Ihrer Welt gezeigt. Jetzt zeige ich Ihnen mal was von meiner. Wir trinken diesen Lattenkaffee aus. Und dann lad ich Sie ein. In die Konditorei Obermüller. Gleich dort drüben. Dort gibt es die beste altmodische Buttercremetorte, die Sie je gegessen haben werden."

„Gute Idee. Mit altmodischer Torte hat sich bei mir noch nie jemand revanchiert", lachte Tine und Horst stimmte laut in das Lachen mit ein.

EISSTOCKSCHIEßEN

„Na, mein Junge, was machen wir denn heute zusammen?“, fragte Großvater Alfred. Er lächelte seinen Enkel Nils an. Die beiden sollten den Tag gemeinsam verbringen. Nils’ Eltern hatten einen wichtigen Termin und Großvater Alfred war der Einzige, der Zeit zum Aufpassen hatte. Das hatte Nils eigentlich gar nicht gepasst. Viel lieber hätte er den Tag mit seinem Freund Jakob am Schlittenberg verbracht. Aber Jakob war mit seinen Eltern übers Wochenende zum Skifahren gefahren.

„Wollen wir vielleicht eine Runde ‚Mensch ärgere dich nicht‘ spielen?“, schlug Großvater vor.

„Das ist doch total langweilig, Opa“, brummte Nils.

„Ich hätte mein Computerspiel mitbringen sollen“, fügte er murmelnd an.

„Mit diesem neumodischen Kram kann ich aber gar nichts anfangen. Außerdem kannst du das Spiel hier bei mir sowieso nicht spielen. Ich habe ja gar keinen Computer", gab Großvater zu bedenken.

Eben! Nils seufzte. Alles bei seinem Großvater war irgendwie altmodisch oder langweilig.

„Wie wäre es, wenn wir beide ein bisschen rausgehen?", überlegte Großvater.

„Und dann?", fragte Nils und zuckte mit den Achseln.

Großvater überlegte. Er kratzte sich erst am Kopf. Dann knetete er seinen Bart. Und dann hatte er eine Idee.

„Der Waldsee ist zugefroren. Dort könnten wir hingehen", schlug er vor.

„Ich habe aber meine Eishockeysachen nicht dabei", grummelte Nils.

Großvater Alfred schüttelte nachsichtig seinen Kopf. Dann lächelte er.

„Die brauchst du auch nicht", erklärte er seinem Enkelsohn.

„Na, dann wird es aber echt langweilig", maulte Nils weiter.

Großvater strahlte.

„Ganz im Gegenteil. Wir werden uns dort sehr vergnügen. Lass dich überraschen", flüsterte er geheimnisvoll. Dann ließ er den verdatterten Nils stehen und verließ das Zimmer. Wenige Minuten später kam er mit einer ausgebeulten Tasche zurück.

Nun konnte Nils seine Neugierde doch nicht unterdrücken.

„Was hast du denn da?“, wollte er wissen.

„Das zeige ich dir, wenn wir am See sind. Los, zieh dich warm an. Dann können wir aufbrechen.“

Es war etwas mühsam, von der Straßenbahnhaltestelle bis zum Waldsee zu laufen. Der Schnee lag hoch und der kleine Nebenweg war nur notdürftig geräumt. Der Großvater hatte mit seiner Tasche einige Kilos zu schleppen. Das bemerkte auch Nils. Immer wieder sah er zu seinem Großvater. Aber der grinste nur vielsagend. Als die beiden endlich am Waldsee angelangt waren, sah Nils sich um. Der Großvater stellte seine Tasche am zugefrorenen Seeufer ab. Auch er blickte sich um. Dabei hob er grüßend seine Hand. Auf dem See tummelten sich bereits einige Leute.

„Hallo Alfred. Na, willst du heute dein Glück mal wieder versuchen?“, rief einer der Männer in Richtung des Großvaters.

„Grüß dich, Hartmut“, rief Alfred zurück.

Nils' Miene verfinsterte sich.

„Da sind ja lauter alte Männer", empörte er sich.

„Aber die sind einmalig", wischte der Großvater den Kommentar einfach beiseite. Er bückte sich und zog den Reißverschluss seiner Tasche auf. Dann holte er zwei komisch aussehende Dinger aus Holz hervor. So etwas hatte Nils noch nie zuvor gesehen.

„Meine alten Eisstöcke", sagte der Großvater stolz und stellte die Stöcke vor Nils auf das Eis.

„Das ist ja total altmodisch", jammerte Nils.

„Wenn du meinst", entgegnete der Großvater und ließ sich nicht aus der Ruhe bringen. Er gab Nils einen Klapps auf die Schulter. Dann nahm er einen der Stöcke und ging damit zu den Männern, die in der Mitte des Sees bereits eine Bahn vom Schnee freigeräumt hatten.

„Wer wirft die Daube?", fragte Großvater.

Ein grauhaariger Mann nahm einen Holzwürfel und ließ ihn gekonnt über das Eis schlittern.

Aus den Augenwinkeln sah der Alfred, wie sein Enkel langsam und beinahe unbemerkt näherkam. Das Spiel ging los. Der Großvater griff den Holzstiel seines Eisstocks fester und holte aus. Mit Schwung ließ er den Stock in Richtung Daube gleiten.

„Respekt!", rief einer der Männer.

„Kann ich auch mal?“, flüsterte Nils kleinlaut, der nun neben seinem Großvater stand.

„Aber natürlich, mein Junge. Darum sind wir ja hier.“

Nils hatte den zweiten Eisstock mitgenommen. Jetzt machte er es so, wie er es vorhin bei seinem Großvater beobachtet hatte. Mit lockerem Handgelenk schickte er seinen Stock über das Eis. Und der landete direkt an der Daube.

„Da passt kein Blatt mehr dazwischen“, stieß der Großvater stolz aus. Er klopfte seinem Enkel anerkennend auf die Schulter.

„Ein Naturtalent“, staunte Hartmut, „das hat er bestimmt von dir.“

Großvater, Nils und die Männer spielten den ganzen Nachmittag, bis es beinahe zu dämmern anfing.

„Das hat richtig Spaß gemacht“, gab Nils mit roten Backen zu, als sie sich auf den Weg nach Hause machten. Großvaters Freund Hartmut begleitete die beiden.

„Dein Opa war mal ein echter Meister im Eisstockschießen. Wusstest du das nicht?“, fragte er den Jungen.

Nils schüttelte den Kopf. Dann klopfte er seinem Großvater auf den Rücken.

„Wenn das so ist, kannst du mir ja demnächst noch mehr von dem altmodischen Sport beibringen", meinte er. Dann fingen alle drei an zu lachen.

ZWEI MÄNNER IM ZELT

„Zwei Tage Freiheit, Natur und frische Luft!", verkündete Manfred, als er die Autotür seines Opel Rekord öffnete.

„Ja, ja. Eine Nacht mit vielen Mücken und ohne anständige Betten", murmelte sein bester Freund Hans und streckte sich, nachdem er sich mühsam aus dem Wagen geschält hatte.

Die beiden hatten beschlossen, dieses Jahr am See zu zelten. Ohne Frauen. Ohne Verpflichtungen. Besser gesagt: Manfred hatte das beschlossen. Und Hans hatte sich nicht gewehrt. Er hatte zwar kurz angemerkt, dass er lieber in einem Gasthaus schlafen würde. Aber das hatte Manfred kategorisch abgelehnt.

„Sollen unsere Frauen denken, dass wir zu feige sind, um ein Abenteuer zu erleben? Du wirst schon sehen – wir lassen es uns richtig gut gehen! Margarete hat uns leckere Frikadellen, gekochte Eier, Speck und Käse eingepackt. Verhungern müssen wir also auch nicht."

Manfred holte den Korb mit dem Essen aus dem Auto. Hans blickte skeptisch auf das große, zusammengefaltete Zelt im Kofferraum. „Weißt du denn, wie man das Zelt aufbaut?", fragte er zögernd.

Manfred lachte. „Da ist doch nichts dabei"

Kaum hatten sie den perfekten Platz auf der Wiese gefunden, legten sie los.

„Laut Anleitung ist das kinderleicht", meinte Manfred und klang zuversichtlich. Hans sah sich das Wirrwarr aus Stoff und Stangen an. „Kinderleicht? Für welche Kinder bitte? Für Zirkusartisten?"

Doch Manfred ließ sich nicht beirren. Konzentriert steckte er die ersten Stangen zusammen. Hans reichte ihm mürrisch die Außenhaut.

„Und jetzt das Ganze aufrichten!", kommandierte Manfred. Hans zog. Manfred zerrte. Das Zelt schnellte in die Höhe – und im gleichen Moment löste sich eine Stange. Das Zelt sackte in sich zusammen. Hans stolperte und landete unsanft auf dem Hosenboden.

„Aua! Pass doch auf!" Hans rappelte sich mühsam wieder auf und kniff die Lippen zusammen.

„Ach, du stellst dich aber auch an!", sagte Manfred. Aber dabei klang seine Stimme nicht mehr ganz so vergnügt.

Nach einer guten Stunde und vielen gemurmelten Flüchen stand das Zelt endlich.

„Na also! Geht doch!", grinste Manfred stolz.

„Ja, aber ist dir aufgefallen, dass das Zelt schief steht? Wenn es regnet, läuft das Wasser direkt hinein."

Manfred winkte ab. „Ach was! Es regnet doch nicht!"

Hans verschränkte die Arme. „Dein Wort in Gottes Ohr!"

Der Abend verlief ganz entspannt. Nach einer deftigen Brotzeit saßen die beiden Männer zufrieden vor dem Zelt.

„Also, das ist doch ein Leben!", seufzte Manfred und streckte sich.

Hans nahm einen großen Schluck Bier. „Ja, solange ich nicht im Schlafsack erfriere oder von Ameisen aufgefressen werde."

Sie lachten.

Mitten in der Nacht passierte es: Hans wurde wach. An seiner Wange lief ein Wassertropfen nach unten. Gähnend wischte er sich über das Gesicht. Noch ein Tropfen. Dann öffnete er die Augen.

„Manfred?"

„Hm?", kam es verschlafen aus der anderen Ecke des Zeltes.

„Es regnet."

„Ach, Unsinn. Das kann gar nicht …" Manfred hielt inne, als ihn ein Wassertropfen mitten auf der Stirn traf. Mit einem Ruck setzte er sich auf und knipste seine Taschenlampe an. Da sahen sie die Bescherung!

„Himmel nochmal! Das Zelt ist ja nicht dicht!", rief Manfred erschrocken.

„Sagtest du nicht, dass es nicht regnen würde?", fragte Hans sarkastisch. Er schälte sich aus seinem Schlafsack und zog den Reißverschluss des Zeltes auf. Draußen regnete es in Strömen.

Die nächsten zwanzig Minuten rannten die beiden wie aufgescheuchte Hühner umher, um Schlafsäcke, Kleidung und den Proviant ins Auto zu schaffen.

Völlig durchnässt saßen sie schließlich im Opel.

„Ein wirklich gelungener Männerurlaub!" Hans sah Manfred an. Dann prustete er los.

„Und jetzt?", fragte Manfred. Sonst zupackend und resolut, klang er auf einmal ganz kleinlaut.

Hans warf einen Blick auf seine Armbanduhr. „Es ist erst kurz nach Mitternacht. Wir sind auf der Herfahrt an einem Gasthaus vorbeigefahren. Erinnerst du dich? Vielleicht hat das ja noch offen."

„Gute Idee", fand Manfred. Er straffte seine Schultern und startete seinen Opel. „Los geht's!"

Sie hatten Glück: In der Wirtschaft brannte noch Licht. Und ein Zimmer mit zwei Betten war auch noch frei.

Am nächsten Tag beim Frühstück war die Stimmung wieder besser. Manfred und Hans tranken zufrieden ihren Kaffee. Dann sagte Hans plötzlich: „Und was erzählen wir unseren Frauen?"

Manfred verzog das Gesicht. „Gute Frage … Margarete wird mich auslachen, wenn ich sage, dass wir vor dem Regen geflohen sind."

„Und Walli wird mir eine Standpauke halten, dass ich mich schon wieder von einer deiner grandiosen Ideen habe mitreißen lassen!"

Sie schwiegen kurz. Dann meinte Manfred nachdenklich: „Wie wäre es, wenn wir sagen, dass ein Bär unser Zelt zerstört hat?"

Hans hob eine Augenbraue. „Das glauben die doch nie. Und das Zelt ist ja auch noch ganz." Hans schüttelte den Kopf. „Ich sage einfach, wie es war. Dann kann Walli mich wenigstens bedauern, statt mich zu verspotten."

„Und ich sage Margarete, dass das Zelt einen Herstellungsfehler hatte. Dann kann ich das nächste Mal ein besseres kaufen."

Hans lachte. „Du meinst, es wird ein nächstes Mal geben? Vergiss es!"

Manfred nahm einen Schluck Kaffee. „Vielleicht kaufe ich mir ja auch einen Wohnwagen. Einen Tabbert Kurfürst. Kostet aber über 4000 Mark. Wird also noch ein bisschen dauern."

Hans hob seine Kaffeetasse. „Dann jedenfalls kannst du wieder mit mir rechnen. Darauf stoßen wir an!"

Und so fuhren die beiden später vergnügt und mit neuen Urlaubsplänen nach Hause, um ihren Frauen von ihrer Nacht am See zu erzählen. Und dabei vielleicht doch ein kleines bisschen zu übertreiben.

FRISCH GEWASCHEN

„Natürlich kannst du das!“, war sich Edmund sicher. Er schaute seine Gerlinde liebevoll an.

„Steig auf und fahr eine Runde“, schlug er vor. Dann tätschelte er erst den Arm seiner Frau und dann die Motorhaube seiner zweiten großen Liebe: des knallroten Porsche-Traktors. Edmund war seiner Zeit voraus, worauf er auch stolz war. Er war der erste Bauer im Dorf, der sich einen Dieselschlepper leistete.

„Sollen sich die anderen ruhig mit ihren Ochsenkarren abmühen“, meinte er und blinzelte Gerlinde zu. Seine Frau war gar nicht begeistert gewesen, als Edmund monatelang von nichts anderem als von einem Traktor redete.

„Aber der ist doch so teuer. Und die Tiere tun wirklich gute Arbeit“, gab sie zu bedenken.

Doch Edmund ließ sich von dem Gedanken, einen roten Porsche-Traktor zu kaufen, nicht abbringen. Und nun stand das Gefährt seit gestern auf seinem Hof. Wie ein kleiner Junge freute sich Edmund darüber.

„Das glaubt kein Mensch, dass du ein erwachsener Mann mit 35 Jahren bist", schmunzelte Gerlinde.

„Du wirst sehen, um wie viel leichter die Arbeit durch den Traktor wird", war Edmund überzeugt. Gerlinde zuckte mit den Schultern.

„Ich mach jetzt erst einmal meine Arbeit. Und dabei kann mir dein Traktor auch nicht helfen", meinte sie und griff nach dem Wäschekorb. Darin lag die frisch gewaschene Damastbettwäsche. Die hatte Gerlinde als Aussteuer mit in die Ehe gebracht. Sie war ihr ganzer Stolz! Da konnte auch kein sündhaft teurer Traktor mithalten. Gerlinde ging mit dem Korb hinters Haus zu den Wäscheleinen. Dann griff sie nach der Bettwäsche und hängte sie Bezug um Bezug auf der Leine auf. Wie ein weißes Meer sah das aus, wenn der Wind mit dem weißen Damaststoff spielte. Zufrieden streifte Gerlinde den letzten Bettbezug glatt.

Sie hob den leeren Korb hoch und machte sich auf den Weg ins Haus. Da knatterte Edmund mit seinem roten Spielzeug um die Ecke.

„Jetzt probier es doch mal aus!“, rief Edmund hinter dem Lenkrad gegen den Lärm des Dieselmotors an.

Na gut, dachte Gerlinde, dann mach ich ihm eben die Freude.

„Meine Frau ist bestimmt die beste Traktorlenkerin weit und breit“, grinste Edmund, als Gerlinde den Wäschekorb wieder abstellte und zum Traktor kam. Edmund kletterte von dem Ungetüm und ließ seine Frau aufsteigen. Geduldig wies er auf die Pedale unter dem Lenkrad. Gerlinde runzelte die Stirn. Dann ließ sie ihren Blick über die Wiese hinter dem Haus schweifen. Freie Bahn. Da konnte ja nicht viel schiefgehen. Gerlinde winkte Edmund beiseite und griff beherzt nach dem Lenker. Nun konnte die Fahrt losgehen. Gerlinde machte alles so, wie Edmund es ihr erklärt hatte. Jedenfalls beinahe. Sie verwechselte nämlich zwei Pedale miteinander. Und das hatte rasante Auswirkungen. Nun wurde die Fahrt richtig schnell. Statt auf die Bremse war Gerlinde aufs Gas gestiegen. Der Porsche knatterte Vollgas voraus. Gerlinde krallte sich panisch am Lenkrad fest. Auf die Idee, den Fuß vom Gas zu nehmen, kam sie nicht. Sie musste alle ihre Konzentration darauf verwenden, den Traktor auf der Wiese zu lenken. Sie schrie: „Hoo! Brr!"

Doch was bei den Ochsen half und sie zum Stehen brachte, war dem Traktor egal. Der fuhr einfach weiter. Aus den Augenwinkeln nahm Gerlinde wahr, dass Edmund dem Traktor hinterherlief und mit den Armen wedelte. Sie versuchte zu verstehen, was Edmund ihr zurief. Sie bemerkte dabei gar nicht, wie sie schnurstracks auf die Wäscheleinen zusteuerte. Edmund winkte immer hektischer. Er legte noch einen Zahn zu und rannte, so schnell er konnte. Jetzt sah Gerlinde, wie ihr Mann nach vorn deutete. Als sie bemerkte, in welche Richtung sie gelenkt hatte, war es auch schon zu spät. Der Traktor ruckelte direkt in die weiße Wäsche. In dem Moment hatte Edmund den Traktor mit seiner Frau am Steuer erreicht. Er sprang auf das Trittbrett und schwang sich hoch. Der Traktor fuhr währenddessen ungerührt weiter. Dabei zog er die Laken und Bezüge von der Leine herunter. Edmund griff nach der Handbremse und zog daran. Über Gerlinde und Edmund schwebten weiße Stoffe nieder. Der Traktor machte einen letzten Hüpfer. Dann blieb er stehen. Edmund ließ sich unter den weißen Stoffen auf das breite rote Schutzblech über einem der riesigen Hinterreifen seines Traktors sinken. Gerlinde zog den Stoff beiseite, der ihr Gesicht verdeckte.

Dabei atmete sie erleichtert auf.

„Danke", murmelte sie ihrem zugedeckten Mann zu.

„Gern geschehen", brummte der unter dem Laken hervor.

„Ich wollte das nicht", meinte Gerlinde und wischte sich über das vor Schreck schweißnasse Gesicht.

„Dachte ich mir schon. Jetzt musst du die Wäsche nochmal waschen", stellte Edmund trocken fest und zog dabei das Laken von seinem Gesicht.

Gerlinde sah sich die Bescherung genauer an. Nicht nur sie und Edmund waren mit weißer Damastbettwäsche zugedeckt. Auch die rote Motorhaube des Traktors war nur noch teilweise unter den weißen Stoffbahnen zu sehen. „Sieht ein bisschen aus, als hätte es geschneit", grinste Gerlinde.

Edmund lachte. Immer lauter und lauter japste er. Und Gerlinde stimmte lautstark mit ein.

„Das nächste Mal klappt es bestimmt besser", war sich Edmund sicher. Gerlinde nickte nur und lächelte etwas gequält.

DIE KREUZWORTRÄTSEL-KÖNIGIN

„Immer das gleiche", dachte Werner Kramer. Wie jeden Mittwoch saß er an einem Fenstertisch im Seniorencafé. Und wie jede Woche ärgerte er sich auch diesmal darüber, dass alles wie immer ablief: Im Hintergrund spielte ein Alleinunterhalter alte Schlager. Theresa Bäcker saß mit mehreren anderen Damen zusammen und winkte ihm zu. Wie immer ignorierte er das. Der Kaffee schmeckte schal. Und die Plätzchen, die vor Werner auf dem Tisch standen, rührte er nicht an. Obwohl er Süßes liebte.

„Da bricht ja das Gebiss entzwei, wenn man in diese Betonklumpen beißt", murmelte er und schob den Porzellanteller weit von sich. Er fragte sich, wieso er eigentlich immer wieder zu diesem Treffen erschien.

Werner horchte auf, als Frau Hansen, die Organisatorin, in die Hände klatschte.

„Meine lieben Senioren. Ich habe mir für heute etwas ganz Besonderes einfallen lassen", begann sie mit ihrer Rede.

„Viele der hier Anwesenden haben das Lösen von Kreuzworträtseln zu ihrem Hobby gemacht. Darum wollen wir heute einmal sehen, wer das von Ihnen besonders gut kann."

„So ein Unsinn", murmelte Werner und schüttelte unwillig den Kopf. Er kam doch nicht hierher, um Kreuzworträtsel auszufüllen. Das hätte er auch zu Hause in seinem Wohnzimmer machen können.

„Sie denken jetzt vielleicht, das hätten Sie auch zu Hause in Ihrem Wohnzimmer machen können. Aber unser Kreuzworträtsel-Wettbewerb hat einen gewissen Reiz. Bei uns gibt es nämlich auch etwas zu gewinnen!"

Frau Hansen drehte sich schwungvoll zur Eingangstür. Dort wurde wie auf Kommando ein kleiner Geschenkkorb von einer Bedienung hereingetragen. Sie stellte ihn auf den Tisch neben Frau Hansen. Werner blinzelte. Oben am Griff des Korbes baumelte ein Päckchen mit echtem belgischen Nougat.

Werner lief das Wasser im Mund zusammen. Seine Lieblingssüßigkeit!

„Ich teile nun Zettel aus. Jeder von Ihnen, der mitmachen möchte, schreibt seinen Namen darauf und gibt den Zettel wieder ab. Durch Auslosen legen wir anschließend fest, wer von Ihnen bei wem am Tisch sitzt. Wir wollen schließlich nicht, dass sich befreundete Runden zusammentun und voneinander abschreiben."

Frau Hansen zwinkerte den Gästen zu.

„Um den Sieger zu ermitteln, messen wir die Zeit. Wer sein Rätsel am schnellsten löst, bekommt den Geschenkkorb."

Frau Hansen machte sich mit einem Stapel Zettel auf den Weg durch den Raum.

„Belgischer Nougat", dachte Werner. „Da mach ich mit. Wäre doch gelacht, wenn ich heute Abend nicht diese wunderbare Süßigkeit auf meinem Wohnzimmertisch stehen hätte."

Nach einigem Hin und Her waren die Paarungen schließlich ausgelost und Frau Hansen verkündete die Namen.

„Und die letzte Paarung ..." – Frau Hansen machte eine kleine Kunstpause – „Theresa Bäcker und Werner Kramer. Bitte nehmen Sie doch beide an Herrn Kramers Tisch am Fenster Platz."

Werner nickte zufrieden. Gegen Theresa würde er es gerne aufnehmen. Frau Hansen verteilte die Rätsel und gab das Startsignal. Werner las sich alle Beschreibungen der gesuchten Wörter erst einmal in Ruhe durch. Dann füllte er alle Lücken zügig, aber mit Bedacht aus. Immer wieder hielt er inne und spähte zu seiner Gegnerin gegenüber. Gerade wollte er die letzte Lücke füllen, da ertönte ein zufriedener Ausruf: „Fertig!"

Theresa! Nein, das konnte doch nicht wahr sein. Werner raufte sich die Haare.

„Ich glaube, die Siegerin steht fest", flötete Frau Hansen.

„Das muss man doch nachprüfen!", rief Werner ungehalten. Er griff nach dem Rätselblatt seiner Tischgenossin.

„Trauen Sie mir nicht?", zischte Theresa beleidigt. Werner zuckte mit den Schultern und zog ihr Blatt zu sich.

„Herbstgemüse auf Feldern: Kahl? Aber das muss doch Kohl heißen!", brauste Werner auf.

„Blödsinn", erklärte Theresa bestimmt.

„Im Herbst sind die Felder kahl. Das ist die richtige Lösung."

Triumphierend sah Theresa Werner an.

„Ah, ich sehe schon. Das A von ‚kahl' haben Sie für den russischen Frauennamen gebraucht. Der müsste ‚Olga' heißen. Wegen ‚Kohl'. Statt ‚Olga' steht bei Ihnen aber ‚Anna'."

„Sie kennen sich wirklich nicht aus, liebster Werner. Anna war eine russische Zarin. Darum ist der russische Frauenname natürlich Anna."

„Aber, aber, das ist doch ...", stammelte Werner. Ihm fehlten die Worte.

„Sie können wohl nicht verlieren", lachte Theresa und stand auf, um den Geschenkkorb entgegenzunehmen. Fast unmerklich zwinkerte sie Werner im Vorbeigehen zu.

„Wenn es Ihnen nur um den belgischen Nougat geht, dann sind Sie herzlich an meinen Tisch eingeladen. Dann können wir uns die Süßigkeit gemeinsam schmecken lassen."

Erst wollte Werner erneut aufbrausen. Doch dann dachte er an den Nougat.

„Gibt es ein Problem?", wollte Frau Hansen wissen.

Werner zögerte einen Augenblick. Dann hatte er sich entschieden.

„Nein, nein. Ich habe nochmal alles geprüft. Frau Bäcker hat doch alles richtig."

Er stand auf, um zu Theresas Tisch zu wechseln.

„Vielleicht ist sie ja keine gute Rätsellöserin. Aber gerissen ist sie in jedem Fall", dachte er und musste schmunzeln.

DAS MOTORRAD MIT BEIWAGEN

„Jetzt brechen andere Zeiten an“, verkündete Georg stolz. Er nahm seine Luise in den Arm und drückte sie an sich.

„Ach, wo wir nun überall hinfahren können“, flüsterte Luise Georg ins Ohr.

An Urlaub war in den letzten Jahren nicht zu denken. Georg und Luise lebten mit Max und Renate, ihren beiden Kindern, bescheiden. Wie eben alle anderen auch. Als junge Familie musste man gut haushalten, damit das Geld reichte. Urlaub war da ein Fremdwort. Doch jetzt hatte Georg zugeschlagen. Für 480 D-Mark hatte er ein nagelneues Motorrad erstanden. Lange hatten sie dafür sparen müssen. Aber das Beste daran war: Es hatte einen Seitenwagen. Da konnte Georg seine Luise überallhin chauffieren.

„Schau nur, wie der schwarze Lack in der Sonne glänzt", schwärmte Georg. Er löste sich aus der Umarmung mit Luise, griff nach einem Lappen und polierte beinahe zärtlich über den Lack der Maschine.

Am Sonntag sollte die erste Spritztour starten. Die Kinder blieben bei den Großeltern. Georg und Luise konnten es kaum erwarten.

„Wo bleibst du denn?"

Georg stand schon abfahrbereit im Hof. Er hatte seine Ledermütze auf und rückte seine Motorradbrille zurecht. Luise trat aus dem Haus. Sie hatte sich für diesen Ausflug besonders hübsch zurechtgemacht. Schnell strich sie ihre geblümte Bluse glatt und knöpfte zwei Knöpfe ihrer guten Strickjacke zu.

„Hier, für dich."

Georg hielt Luise ihre Ledermütze samt Brille entgegen.

„Wie richtige Abenteurer sehen wir jetzt aus", lachte Luise, nachdem sie Georg schmunzelnd gemustert hatte. Dann kletterte sie in den Seitenwagen und lehnte sich zurück.

Georg schwang sich in den Sattel, startete das Motorrad und fuhr los.

Kaum hatten sie ihr Städtchen hinter sich gelassen, drückte Georg kräftig auf die Tube. Das Motorrad knatterte. Luise presste sich etwas ängstlich fester in den Sitz des Beiwagens. Georg warf ihr einen beruhigenden Blick zu. Dann grinste er breit und deutete mit einer Hand zu der Steigung, die vor ihnen lag. Auf den Aussichtsberg mit Ausflugslokal sollte die Fahrt gehen. Luise blickte nach oben. Dort konnte sie ganz in der Ferne das kleine Kaffeehaus schon erkennen. Sie entspannte sich etwas und atmete tief durch. Plötzlich wurde die Fahrt langsamer. Direkt vor ihnen bog ein Diesellaster auf die Straße. Georg fuhr erst geduldig hinter ihm her. Dann versuchte er, zu überholen. Doch die steile Bergstraße bot ihm dazu keine Gelegenheit. Georg seufzte und zuckelte ergeben hinter dem Lastwagen her. Das schwere Gefährt vor ihnen hatte Mühe, den Berg hinaufzukommen. Der Fahrer vor ihnen schaltete einen Gang runter. Dabei stieß sein Auspuff eine dicke schwarze Dieselwolke aus. Georg blinzelte hinter seinen Brillengläsern. Luise hustete. Im Schneckentempo krochen Laster und Motorrad den Berg hinauf. Endlich setzte der Lastwagen seinen Blinker. Noch einmal nebelte er Georg und Luise mit einer Abgaswolke ein. Dann bog er rechts ab.

„Endlich wieder freie Fahrt", murmelte Georg und beschleunigte.

Als sie wenig später am Parkplatz des Ausflugslokals angekommen waren, kletterte Luise erleichtert aus dem Beiwagen. Georg war schon vom Motorrad gestiegen und steuerte bereits auf das Lokal zu.

„Ich reservier uns gleich mal einen Platz auf der Sonnenterrasse", rief er Luise zu und beschleunigte seine Schritte. Vor der Tür stand eine der Bedienungen und fegte mit einem Besen flink über die Treppe.

„Guten Tag. Haben Sie noch ein schönes Plätzchen für uns?", fragte Georg freundlich. Luise kam gemächlichen Schrittes dazu. Die beiden lächelten die Kellnerin an. Gleichzeitig griffen Georg und Luise nach ihren Motorradbrillen und zogen sie vom Gesicht.

Die Kellnerin klappte ihren Mund staunend auf. Dann fing sie an, zu lachen.

„So bestimmt nicht", kicherte sie.

Georg sah die Frau verständnislos an. Dann blickte er zu Luise. Und die schaute Georg an. Und dann verstanden die beiden.

„Sie sollten sich erst mal waschen", gluckste die Bedienung und deutete auf das Schild im Flur.

„Toiletten" stand darauf.

Georg und Luise grinsten. Dann nickten sie. Denn beide sahen wirklich verwegen aus. Ihre Gesichter hatten einen grauen Schleier. Nur um die Augen, dort, wo die Brillen gesessen hatten, waren weiße Kreise.

„Da hat uns der Laster von vorhin ganz schon eingeschwärzt", lachte Georg.

Luise nickte der Kellnerin zu und zog Georg mit sich in den Flur. Sie steuerte auf das Damen-WC zu und ließ Georgs Hand los.

„Wir sehen uns, wenn wir uns wieder unter Leute wagen können", schmunzelte sie.

Georg nickte. Mit der Vorfreude auf ein schönes Kännchen Kaffee öffnete er die Toilettentür, um sich sein Gesicht zu waschen.

RINDFLEISCH FÜR DEN NACHBARSHUND

„Du wirst fantastisch aussehen", meinte Elisabeth. Sie fischte nach einer Stecknadel und steckte damit den Spitzenstoff fest. Annchen hielt die Luft an und blickte an sich herunter.

„Wie du das kannst", staunte sie. Elisabeth wischte die Bemerkung durch eine unbestimmte Geste mit der Hand verschämt beiseite. Es stimmte schon. Nähen konnte sie. Und das war wirklich ein Segen. Denn so zauberte Elisabeth aus alten Bettlaken schnell eine Bluse für ihre kleine Johanna. Oder aus dem abgetragenen Herrenmantel von Karl einen Wintermantel für ihren Sohn Theo. Der sah dann fast wie neu aus.

Bisher hatte sie allerdings nur ein einziges Hochzeitskleid genäht und das war ihr eigenes gewesen. Das war nun doch schon einige Jahre her, seit sie und ihr lieber Wilhelm geheiratet hatten. Aber jetzt hatte Annchen, die Tochter des reichsten Bauern im Nachbardorf, darauf bestanden, dass Elisabeth ihr ein Kleid nähen sollte. Elisabeth gab sich alle Mühe.

„Sollst es ja auch nicht umsonst machen", hatte Annchen sie gelockt. „Vater lässt ein gutes Stück Rinderkeule dafür springen."

Da konnte Elisabeth natürlich nicht nein sagen. Das Geld saß bei Elisabeth und ihrem Mann nicht so locker. Allzu oft musste sie beim Haushaltsgeld jeden Pfennig zweimal umdrehen. So ein gutes Stück Fleisch, noch dazu frisch vom Bauern, war schon etwas Besonderes. Elisabeth schluckte und versuchte, sich wieder auf ihre Näharbeit zu konzentrieren. Dabei lief ihr schon bei dem Gedanken an Tafelspitz das Wasser im Mund zusammen.

Die Rinderkeule als Lohn für das Nähen des Hochzeitskleides stellte sich als gutes Geschäft heraus. Bestimmt würde Elisabeth vier Fleischportionen für ihre Lieben auf den Tisch bringen können. Sie machte sich sofort an die Arbeit, als Annchen ihr die Rinderkeule vorbeibrachte. Zuerst wollte sie das Fleisch haltbar machen. Dafür kochte Elisabeth es mit ordentlich viel Gemüse. Sie rührte im Topf und konnte dabei zusehen, wie das Fleisch immer zarter wurde.

„Fertig“, murmelte Elisabeth. Die Küche durchzog ein wohlriechender Nebel. Elisabeth wischte sich ihre Hände an der Schürze ab und griff nach der Gabel. Sie holte das weiche Fleisch aus der Brühe und legte es auf einen Teller.

„Mama, komm!“, krähte Johanna von draußen.

Elisabeth zögerte. Dann stellte sie den Teller mit dem Rindfleisch auf das Fensterbrett am offenen Fenster und legte die Schürze ab, um nach ihrer Tochter zu sehen.

„Meine kleine Johanna hat ein weiches Herz“, schmunzelte Elisabeth, als sie eine halbe Stunde später wieder in die Küche kam. Ihre Tochter hatte ihr gezeigt, wie sie Regenwürmer mit einem Kastanienblatt über den Weg zum Beet trug. Nicht nur die kleine Johanna, auch der große Theo hatte ein Herz für Tiere. Das gefiel Elisabeth ganz besonders an ihren Kindern. Sie band sich erneut die Schürze um und blickte zum Fleischteller auf dem Fensterbrett. Elisabeth erschrak. Leer! Der Teller glänzte etwas fettig. Aber vom Fleisch war nichts mehr zu sehen. Elisabeth sah sich hektisch um. Wo war nur das gute

Rindfleisch geblieben? Sie ging näher an das Fensterbrett. Das Fleisch konnte sich doch nicht in Luft aufgelöst haben! Elisabeth ließ ihren Blick durch das Fenster nach draußen schweifen. Direkt vor dem Fenster stand der Nachbarshund und leckte sich sein Maul.

„Aber der wird doch nicht ...", stammelte Elisabeth. Sie machte auf dem Absatz kehrt und rannte nach draußen. Gerade, als sie um die Hausecke bog, kam ihr Theo entgegen. Er hatte seine Hände in die Hosentaschen gesteckt und schlenderte zufrieden das Pflaster entlang.

„Hast du etwas damit zu tun?", keuchte Elisabeth aufgebracht. Als sie sah, wie Theo rote Ohren bekam, wusste sie Bescheid. Sie packte ihren Sohn am Arm und zog ihn mit sich ums Haus unter das Küchenfenster. Dort saß der Nachbarshund immer noch satt und zufrieden.

„Du hast doch nicht etwa das Rindfleisch an den Hund verfüttert?", fragte Elisabeth ihren Sohn. Die Antwort wusste sie eigentlich schon vorher. Theo zog den Kopf ein. Abstreiten half jetzt nichts.

„Aber der war doch so ausgehungert", meinte Theo kleinlaut. Inzwischen war beim Nachbarn die Haustür aufgegangen. Heinrich Trimpel streckte seinen Kopf nach draußen.

„Hasso, komm!“, rief er nach seinem Hund, der den Kopf drehte und zu seinem Herrchen trottete.

Dann sah Herr Trimpel die aufgebrachte Elisabeth.

„Ja, was ist denn passiert, meine Liebe?“, versuchte der Nachbar die Situation zu verstehen.

„Erklär du“, forderte Elisabeth ihren Theo auf.

„Oje“, war das Einzige, was Heinrich Trimpel zu Theos Erklärung einfiel.

„Jammern und Schimpfen hilft da jetzt wohl auch nichts mehr“, meinte Elisabeth resigniert.

„Aber vielleicht ein paar Kartoffeln?“, fragte Heinrich Trimpel. Elisabeth verstand nicht.

„Na, wenn mein Hund das Fleisch gefressen hat, stehe ich ja eigentlich in ihrer Schuld“, meinte Herr Trimpel.

Elisabeth zuckte mit den Schultern und sah ihren Sohn Theo streng an.

„Wie wäre es, wenn ich ihnen dafür ein Pfund von meinen Kartoffeln abgebe? Mit der frischen Rinderbrühe können sie daraus immerhin noch Brühkartoffeln machen“, schlug Herr Trimpel vor.

„Besser als nichts“, willigte Elisabeth ein.

„Brühkartoffeln schmecken sehr gut“, nickte Theo eifrig.

Dafür erntete er einen noch strengeren Blick seiner Mutter. Aber was blieb jetzt auch noch anderes übrig. Sie musste das Beste daraus machen. Und zugegeben, die Brühkartoffeln schmeckten hervorragend. Was nicht zuletzt an der würzigen Rinderbrühe lag, in der Elisabeth sie aufgekocht hatte.

Sünden sind gut fürs Geschäft

Es war kurz vor Ostern. Der März war in diesem Jahr besonders mild gewesen. Otto und sein Bruder Erich verbrachten jede freie Minute, die sie sich von zu Hause wegstehlen konnten, auf der Dorfwiese. Gemeinsam mit dem dicken Friedrich kickten sie einen braunen Lederball mit Hingabe über das Grün. Friedrich konnte zwar nicht besonders gut Fußball spielen, aber dafür hatte er den Ball. Das war natürlich Grund genug, ihn mitspielen zu lassen. Doch heute würde es mit dem Ballspiel nichts werden. Gestern hatten sich Otto und Erich mit Friedrich verkracht. Warum, das wusste längst keiner der Jungen mehr genau zu sagen. Nur leider war der Streit in einer kleinen Rauferei geendet. Eigentlich kein Grund, sich nicht sofort wieder zu vertragen, fand Otto. Aber Friedrich sah das anders: „Ich komme nie mehr, um mit euch zu spielen. Und meinen Ball bekommt ihr auch nicht mehr!", schrie er, als er am Tag zuvor die Dorfwiese verließ. Und deshalb standen Otto und Erich heute ohne Ball da.

„Was sollen wir denn nun machen?", überlegte Otto.

„Machen wir uns eben einen Lumpenball. Mit so einem haben unsere Väter früher auch gespielt", schlug Erich vor.

Doch dazu hatte Otto keine Lust. Wer einmal Leder auf seinen Fußspitzen balanciert hatte, konnte nicht so mir nichts dir nichts auf verknotete Stofffetzen zurückgreifen.

„Im Kramerladen liegt ein echter Lederfußball im Schaufenster", fiel Otto ein. Das wusste er genau. Denn an der Scheibe des Ladens drücke er sich jeden Tag auf dem Heimweg aus der Schule seine Nase platt.

„Na und? Den können wir uns sowieso nicht leisten", gab Erich zu bedenken. Und damit hatte er natürlich Recht. Otto zuckte mit den Schultern. Blöd war das. Keinen Ball, kein Geld, kein Fußballspiel. Enttäuscht scharrten die zwei Brüder mit ihren Fußspitzen im Gras und ließen die Köpfe hängen.

Am nächsten Tag in der Schule war Friedrich immer noch schlecht auf Otto und Erich zu sprechen. Das hieß nichts Gutes. Zumindest nicht, was das Fußballspielen am Nachmittag betraf. Otto konnte dem Lehrer kaum zuhören, weil er immer wieder darüber grübeln musste, wie das mit dem Fußballspielen klappen könnte. Und das, ohne dem dicken Friedrich schöntun zu müssen. Es dauerte eine Ewigkeit, bis Rechnen und Lesen überstanden waren. Dann stand nur noch Religion auf dem Stundenplan.

„Ich erinnere euch alle daran, dass das hohe Osterfest vor der Tür steht", erhob der Pfarrer, bei dem sie die letzte Stunde des Vormittags hatten, die Stimme.

„Ich erwarte von allen, dass ihr heute Nachmittag zur Osterbeichte kommt. Haben wir uns verstanden?", fuhr er fort.

„Na, damit ist am Nachmittag ja sowieso nicht an Fußballspielen zu denken", brummte Otto.

Die jüngeren Schüler nickten brav. Nur einige der älteren Buben rempelten sich mit ihren Ellbogen an und verdrehten die Augen. Das entging dem Pfarrer natürlich nicht.

„Ihr braucht nicht denken, dass ihr euch vor der Osterbeichte drücken könnt. Morgen in der Schule werde ich von jedem von euch die Beichtzettel einsammeln. Und wehe, wenn einer von euch keinen Zettel vorweisen kann." Drohend hob der Pfarrer den Rohrstock und fixierte drei der großen Buben mit seinem Blick.

Nach der Stunde wollte jeder der Schüler der erste sein, der das Schulhaus verließ. Otto schlüpfte gerade aus der Tür, als er Ulrich, den Ältesten in der Schule, sagen hörte: „Die Beichte würde ich mir ja gerne abkaufen lassen."

Da hatte Otto einen Einfall. Er tippte Ulrich auf die Schulter und beugte sich verschwörerisch zu ihm.

„Wie viel ist es dir denn wert?", wollte er wissen.

Erstaunt sah Ulrich Otto an.

„Ich bring dir einen Beichtzettel. Dann musst du nicht gehen. Aber nur, wenn du ordentlich dafür bezahlst."

„Wie viel willst du dafür?", erkundigte sich Ulrich.

„10 Pfennig und keinen Pfennig weniger", antwortete Otto bestimmend.

Ulrich kratzte sich am Kopf. Dann nickte er.

„Einverstanden. Ich spar mir das Beichten und du bekommst das Geld für das Beichtbildchen."

An diesem Nachmittag hatte Otto viel zu tun. Er hatte sein geschäftliches Angebot schließlich nicht nur mit Ulrich, sondern auch mit Paul, Werner und noch sechs anderen gemacht. Jetzt saß Otto schon zum siebten Mal vor dem Beichtstuhl in der Kirchenbank. Zufrieden legte er seine Hand auf die rechte Hosentasche. Darin befand sich ein dicker Packen Bildkärtchen mit Heiligenmotiv und dem Datum der diesjährigen Osterbeichte zum Abreißen. Er überlegte, welche Sünden er dem Pfarrer beim nächsten Mal erzählen könnte. Da war er ja gottlob erfinderisch. Nur gut, dass er auch seine Stimme so gut verstellen konnte. Wegen des Vorhangs im Beichtstuhl konnte der Pfarrer den armen Sünder ja nicht sehen, sondern nur hören. Aber zehn verschiedene Stimmen hatte Otto allemal auf Lager. Nach dieser Runde musste er nur noch zweimal zur Beichte und dann hatte er es geschafft.

Kurz bevor der Pfarrer am nächsten Tag nach der Pause zum Religionsunterricht kommen sollte, zählte Otto zufrieden seine Ausbeute: 90 Pfennig für einen Nachmittag beichten. Na, wenn das kein gutes Geschäft war! Und in seinem Sparstrumpf unter dem Kopfkissen lagen auch noch 1 Mark und 20 Pfennige.

Wenn er für Großvater noch ein paar Mal Pfeifentabak holen würde und das Restgeld behalten dürfte, dann hätte er das Geld für den Fußball sicher bald zusammen. Spätestens in ein paar Wochen. Da würde sein Bruder Erich staunen. Und dann konnte ihm der dicke Friedrich mit seinem Ball gestohlen bleiben. Nur bis dahin, ja, da würden sie wohl doch erst mal mit einem Lumpenball spielen müssen.

„Macht nichts", dachte Otto, „lieber erst bescheiden sein und dafür den Lederball ehrlich verdienen."

Als er merkte, was er gerade gedacht hatte, wurde er knallrot im Gesicht. Weil ganz so ehrlich war das mit der falschen Beichterei ja nicht wirklich gewesen.

„Aber schlau", murmelte Otto und fingerte den letzten seiner Beichtzettel, die er gestern erarbeitet hatte, aus seiner Hosentasche, um ihn dem Pfarrer zu zeigen.

EIN KINOBESUCH MIT KOMPLIKATIONEN

„Heute gehen wir ins Kino!", murmelte Irmgard in einem melodischen Singsang vor sich hin. Zwei Wochen hatte sie mit Engelszungen auf ihren Mann Egon eingeredet.

„Samstags, wenn ich endlich frei habe, setze ich mich lieber aufs Sofa", hatte Egon erst protestiert. Doch Irmgard hatte nicht lockergelassen. Und irgendwann hatte Egon nachgegeben.

Gerade stand Irmgard im Badezimmer vor dem Spiegel. Summend drehte sie die Lockenwickler aus den Haaren, kämmte ihre Frisur in Form und machte sie mit Haarspray haltbar.

„Ich habe dir das gestreifte Hemd rausgelegt", rief Irmgard in den Flur.

„Ich hab es doch schon an. Wegen mir können wir losgehen", kam es von Egon zurück.

„Gleich. Noch fünf Minuten", rief Irmgard und zupfte noch ein paar widerspenstige Haarsträhnen zurecht.

Aus fünf Minuten wurden fünfzehn.

„Ich hab die Karten doch schon gestern besorgt", meinte Irmgard beruhigend, als sich Egon beschweren wollte. Sie nahm die beiden Kinokarten von der Kommode im Flur und hielt sie Egon hin. Der steckte sie in die Innentasche seines Sakkos zu seinem Portemonnaie. Irmgard nahm ihre Handtasche und hakte sich bei ihrem Mann unter.

„Welchen Film sehen wir uns eigentlich an?", wollte Egon wissen, als sie vor die Tür traten.

„‚Drillinge an Bord'. Mit Heinz Erhardt. Frau Huber aus der Bäckerei hat ihn auch gesehen und war ganz begeistert. Er wird dir gefallen", lächelte Irmgard und drückte ihrem Mann liebevoll den Oberarm.

„Wir werden sehen. Mein Sofa wäre mir trotzdem lieber gewesen", brummte Egon.

Am Kino angekommen, standen sie erst einmal – nämlich vor verschlossenen Türen.

Ein Schild an der Kasse verkündete: *Wegen technischer Störung verzögert sich der Filmstart um ca. 30 Minuten. Wir bitten um Ihr Verständnis.*

„Wie jetzt?", schnaufte Egon.

„Ach komm, sei doch nicht so griesgrämig. So haben wir noch Zeit, um uns ein Eis zu kaufen", versuchte Irmgard ihren Mann bei Laune zu halten.

Vor dem Eiswagen von Alberto zwei Straßen weiter hatte sich eine lange Schlange gebildet. Irmgard befürchtete schon, dass sich Egon auch darüber beschweren würde. Aber stattdessen wartete er geduldig. Und schließlich hellte sich seine Miene ganz und gar auf, als er bei Alberto bezahlt hatte und ein Waffelhörnchen mit seinen Lieblingssorten Schokolade und Vanille in der Hand hielt.

Irmgard und Egon steckten sich gerade die letzten Krümel ihrer Eiswaffeln in den Mund, als sie wieder vor dem Kino ankamen. Egon wischte sich die Finger an der Hose ab und griff in seine Sakkotasche.

„Nein! Das darf jetzt nicht wahr sein!", rief er erschrocken.

„Was ist denn?" Irmgard, die schon am Eingang des Kinos stand, sah ihren Mann irritiert an.

„Die Kinokarten sind weg. Ich muss sie verloren haben!", gab Egon zu. „Wahrscheinlich, als ich vorhin unser Eis bezahlt habe. Ich laufe schnell zurück zu Alberto."

Und schon spurtete Egon los.

„Aber der Film geht doch gleich los!", rief Irmgard ihm hinterher.

„Wenn wir keine Eintrittskarten haben, dann sicher ohne uns!", hörte sie Egon rufen, dann bog er um die Ecke.

Tatsächlich hatte Egon die Kinokarten auf dem Boden neben dem Eiswagen gefunden.

„Ein Glück", meinte Egon, als er keuchend wieder angerannt kann. In letzter Minute huschten Irmgard und Egon in den Kinosaal. Das Licht war schon aus. Nur der beginnende Film spendete etwas Licht. Wie zwei Maulwürfe tasteten Irmgard und Egon sich die Sitzreihen nach vorn.

„Reihe 7, Platz 12 und 13 …", murmelte Irmgard.

„Dort!" Egon zeigte auf die Reihe vor ihnen.

„Ruhe!", zischte ein Herr neben ihm.

Irmgard und Egon klappten ihre Sitze nach unten und ließen sich auf das Kunstleder sinken.

„Schau, da ist Heinz Erhardt!", lachte eine Frau in der Reihe vor ihnen.

„Ruhe!", ertönte es erneut.

„Jetzt kann es nur noch gut werden", meinte Irmgard und klang hoffnungsvoll. Doch leider hatte sie sich da getäuscht. Denn keine zwei Minuten später wurde die Leinwand schwarz. Im ganzen Saal war es mit einem Mal stockdunkel. Gemurmel setzte ein. Dann ging die Deckenbeleuchtung an. Ein junger Mann trat nach vorn. Irmgard sah, wie er nervös seine Hände knetete. Dann räusperte er sich.

„Sehr geehrte Damen und Herren, wir haben einen Kurzschluss im Projektorraum. Der Film kann heute leider nicht fortgesetzt werden. Sie erhalten selbstverständlich Freikarten."

Als Irmgard und Egon am Kassenhäuschen vorbei in Richtung Ausgang gingen, überreichte ihnen die Kassiererin die beiden versprochenen Gratiskarten. Egon nahm sie entgegen und gab sie gleich an Irmgard weiter.

„Du kannst ja mit einer Freundin hingehen. Mich jedenfalls bringen so schnell keine zehn Pferde mehr ins Kino", meinte er. Aber er grinste dabei schief.

Irmgard zuckte mit den Schultern und steckte die beiden Karten in ihre Handtasche.

„Dabei hatte ich mich schon so sehr auf Heinz Erhardt gefreut." Irmgard klang enttäuscht.

„Ich mich ja eigentlich auch", gab Egon zu.

„Aber dazu brauchen wir doch kein Kino."

„Nicht?", fragte Irmgard verblüfft.

Egon schüttelte den Kopf. „Gleich am Montag hole ich uns eine Langspielplatte. Von Heinz Erhardt. Und dann machen wir es uns mit ihm gemütlich. Zu Hause. Auf unserem Sofa. Das ist dann Heinz Erhardt ganz nach meinem Geschmack."

Irmgard lachte. Auch wenn sie Kino mochte: Damit war auch sie zufrieden.